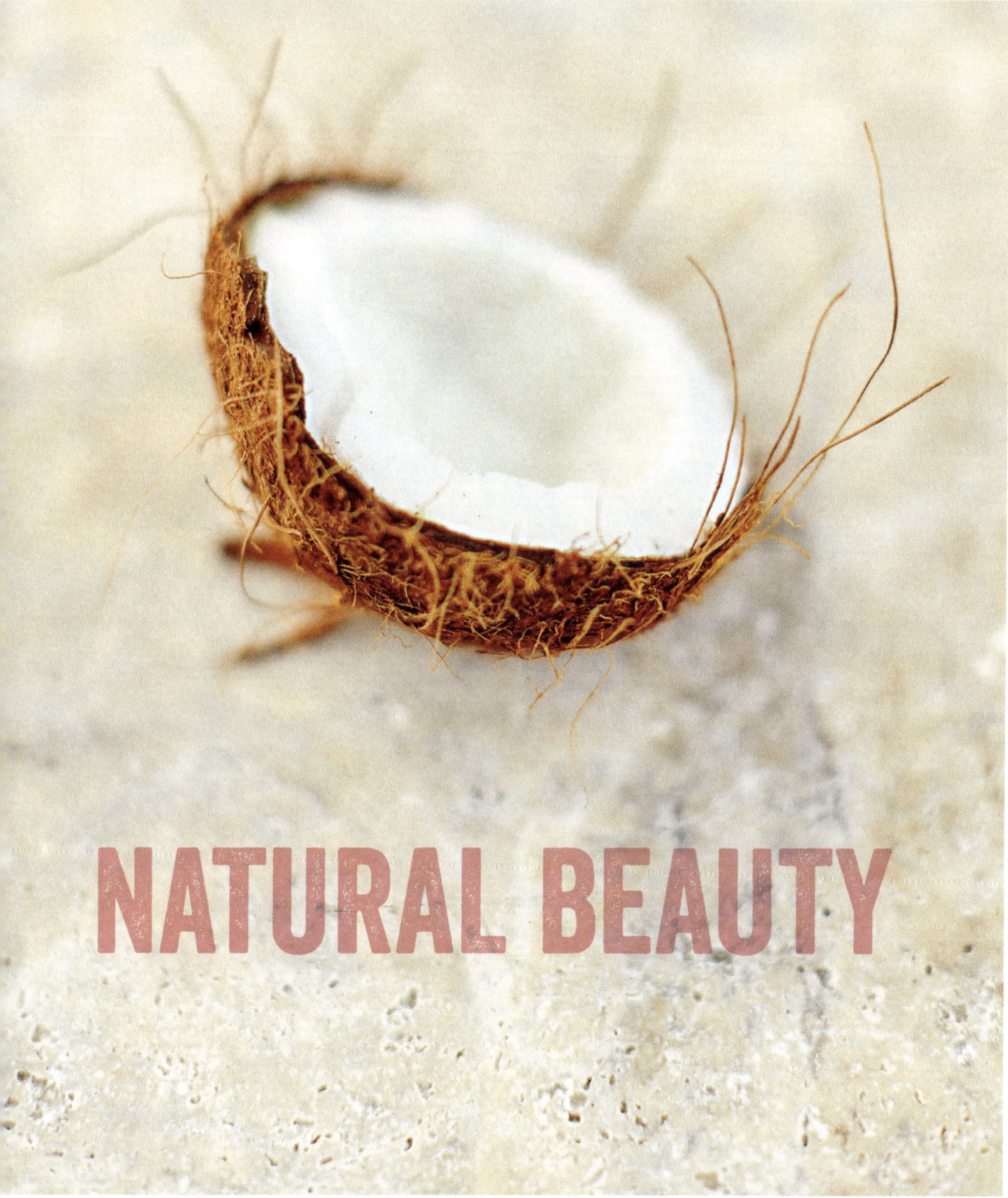
NATURAL BEAUTY

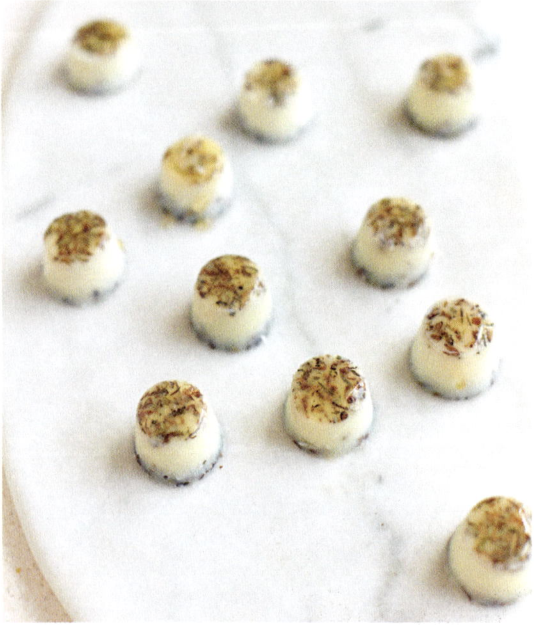
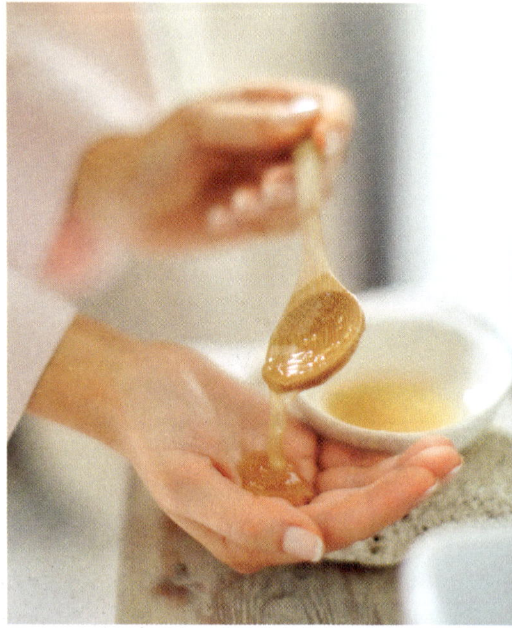
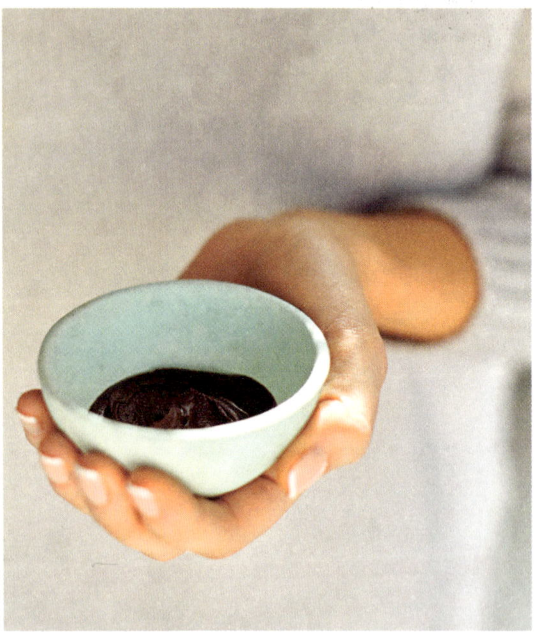
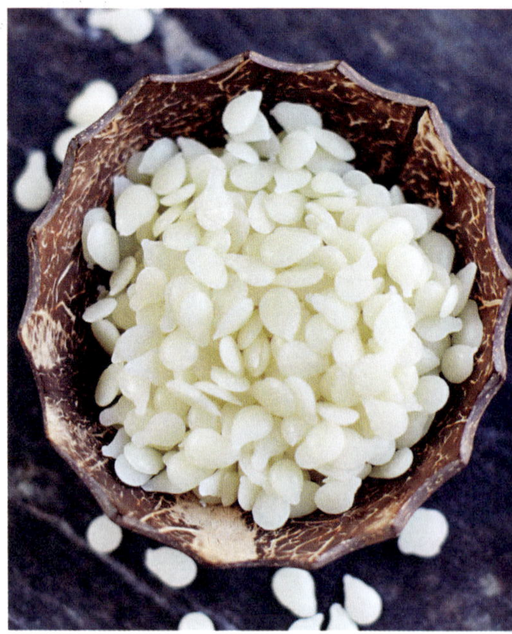

Lucy Bee

NATURAL BEAUTY

Naturkosmetik zum Selbermachen
Mit Kokosöl zum Glow

Fotografien von David Loftus

TRIAS

Originaltitel: *Natural Beauty With Coconut Oil*

VERLAGSLEITUNG Sarah Lavelle
REDAKTIONSLEITUNG Lisa Pendreigh
PROJEKTVERANTWORTLICHE Amy Christian
REDAKTION Sally Somers
SCHÖNHEITSBERATUNG Fiona Embleton
CREATIVE DIRECTOR Helen Lewis
LEITENDE DESIGNERIN Katherine Keeble
FOTOGRAF David Loftus
REZEPTBILDER Poppy Mahon
AUSSTATTUNG Jo Harris
HAARE UND MAKE-UP Maria Comparetto
HERSTELLUNGSLEITUNG Vincent Smith
HERSTELLUNG Emily Noto

Vielen Dank an The Linen Works für das Zurverfügungstellen der Ausstattung für die Fotografien.

Redaktion und Satz: Print Company
Verlagsges.m.b.H., Wien
Übersetzung: Helene Wagner

Bibliografische Information der
Deutschen Nationalbibliothek
Die Deutsche Nationalbibliothek
verzeichnet diese Publikation in der
Deutschen Nationalbibliografie.
Detaillierte bibliografische Daten sind
im Internet über http://dnb.d-nb.de
abrufbar.

ISBN 978-3-432-10509-3

Printed in China

FSC
www.fsc.org
MIX
Paper from
responsible sources
FSC® C016973

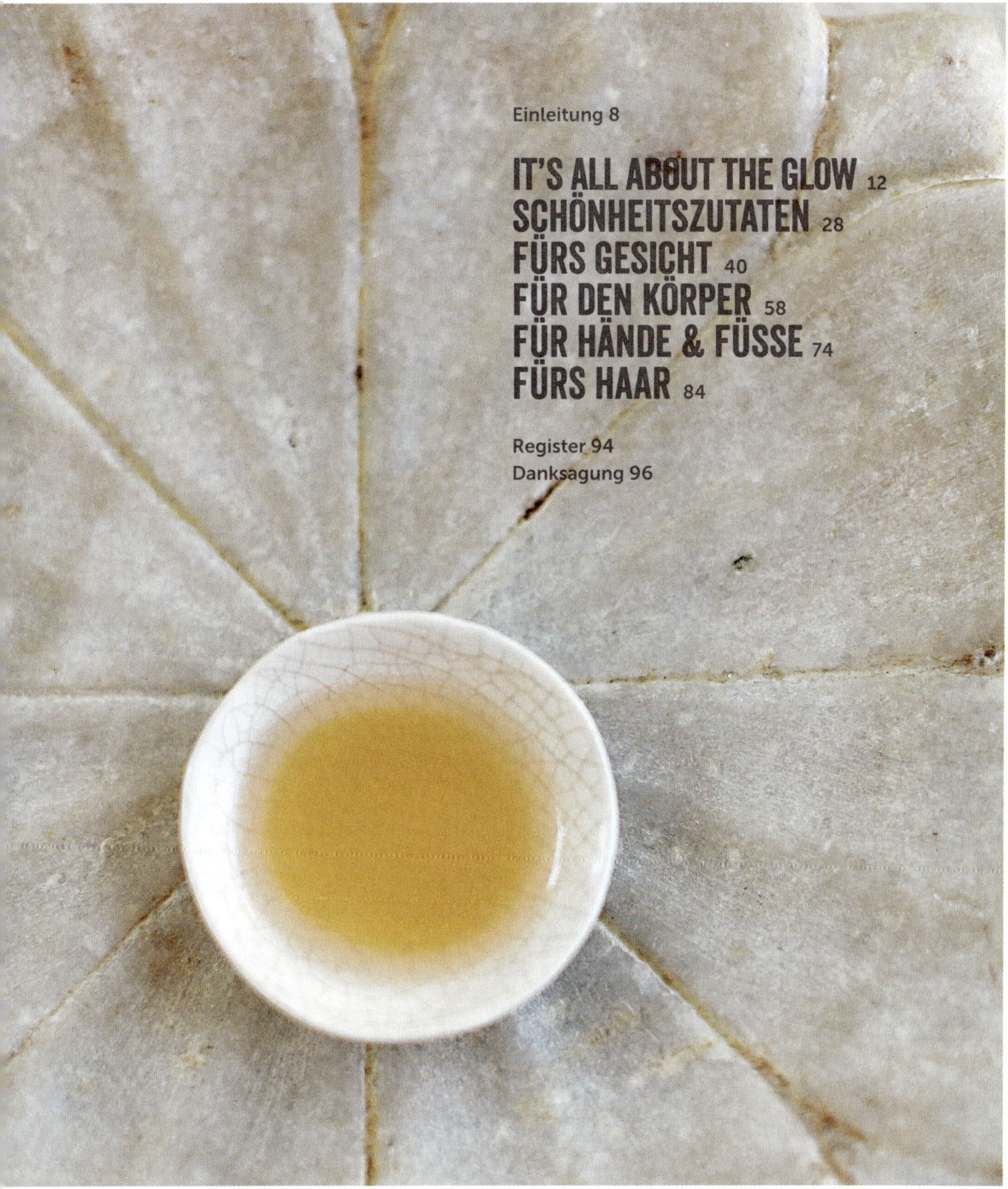

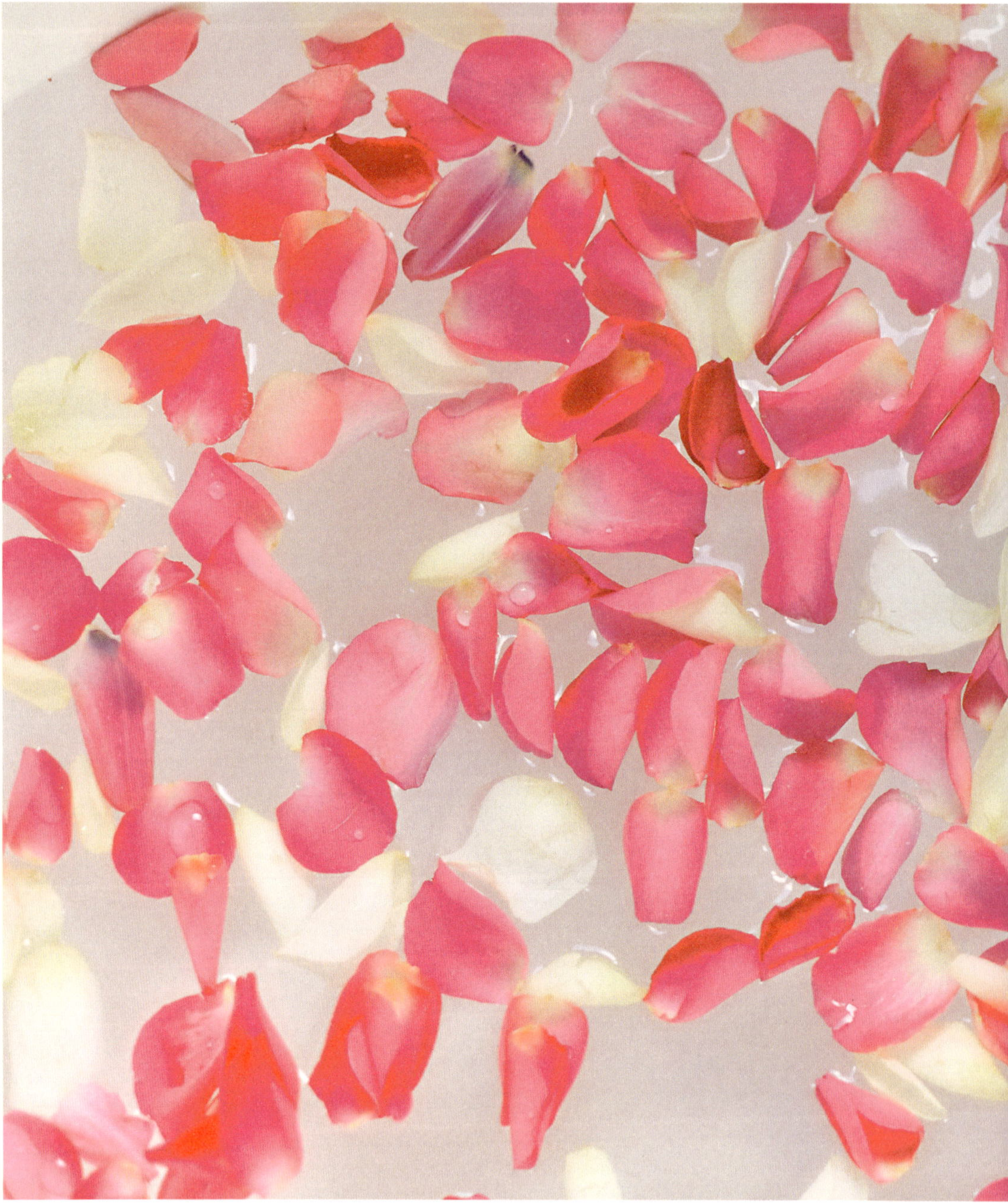

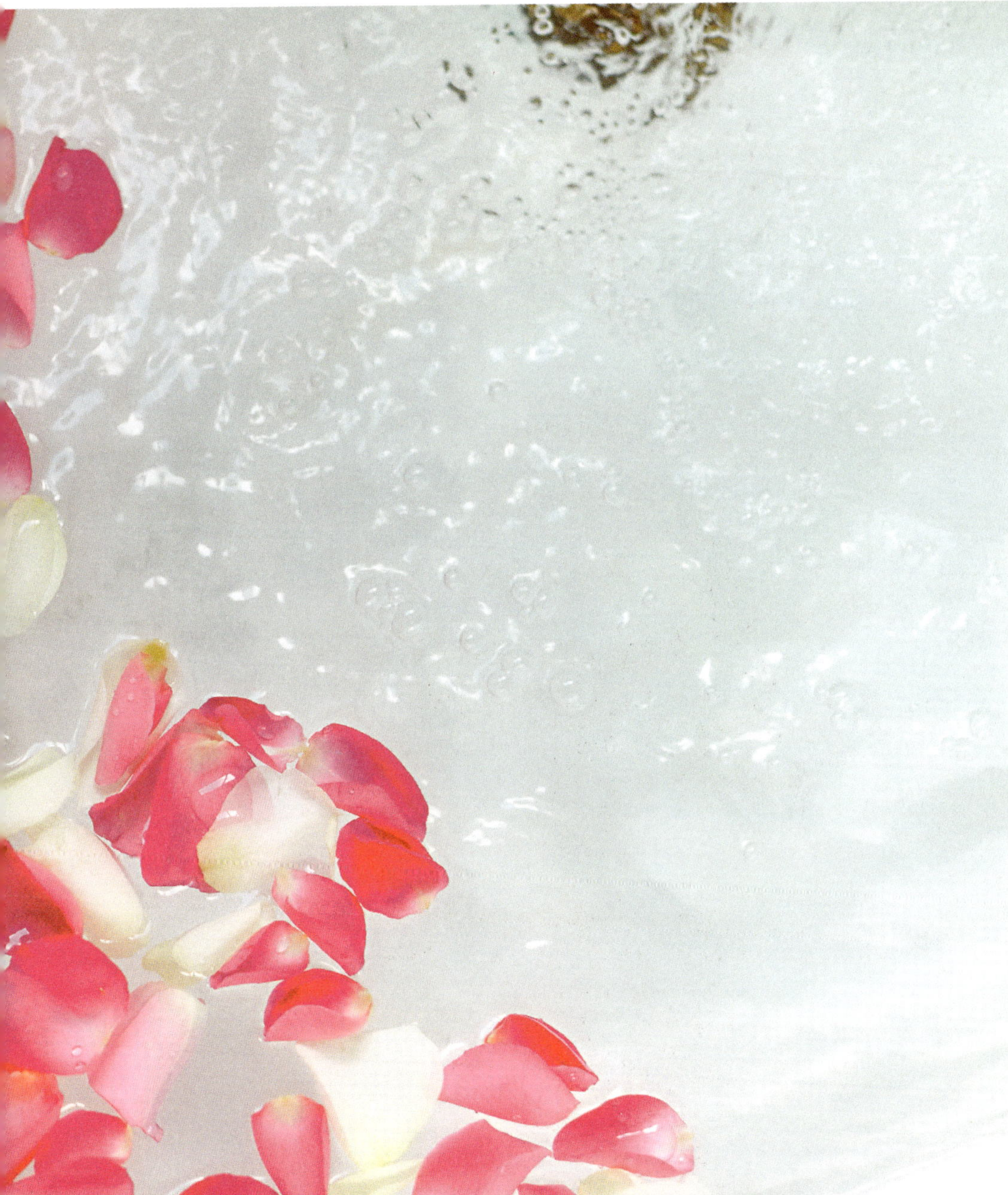

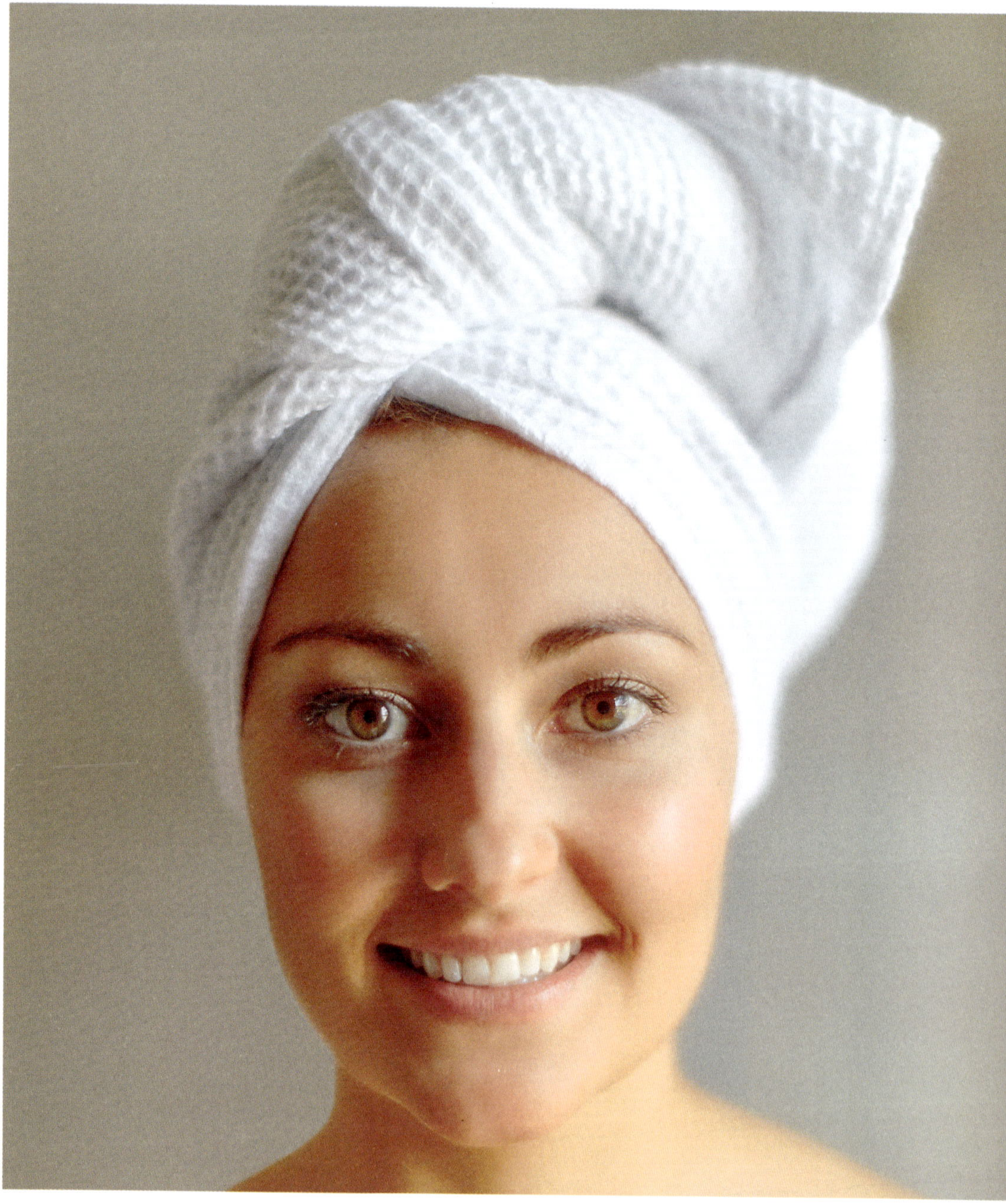

EINLEITUNG

Kokosöl ist für seine Vielseitigkeit bereits bekannt, aber können Sie glauben, dass etwas, mit dem man Bratkartoffeln zubereitet, auch für das Gesicht benutzt werden kann, um beispielsweise hartnäckige, wasserfeste Wimperntusche zu entfernen? Ich traute meinen Augen ebenso wenig, als ich entdeckte, auf wie viele Arten Kokosöl verwendet werden kann: als Rasierschaum, Make-up-Entferner, Haarkur oder sogar als Hilfsmittel beim Ausheilen von Tattoos. Klingt verrückt, oder? Es stimmt aber – und Sie werden begeistert davon sein, wie gut es funktioniert.

Aus diesem Grund möchte ich, eine ausgebildete Beauty-Therapeutin, meine Tipps und Ideen für natürliche Schönheit mit Ihnen teilen und Ihnen zeigen, wie einfach es ist, selbst Beauty-Produkte herzustellen – und dabei das Beste aus dem Glas Kokosöl und anderen Produkten herauszuholen.

Wenn Sie von der Marke Lucy Bee noch nicht gehört haben, lassen Sie mich kurz erläutern, wer wir sind: Lucy Bee ist ein Familienunternehmen. Mein Vater ist der Geschäftsmann und arbeitet hinter den Kulissen. Ich selbst begann damit, mich um die Social-Media-Plattformen zu kümmern, denen eine immer größere Rolle zukommt. Unser Ethos ist die Verwendung von Zutaten, die biologisch, natürlich, roh und so naturnah wie möglich sind. Wir sind auch stolz darauf, „fairen Handel" (Fair Trade) zu betreiben – etwas, dem wir uns sehr verbunden fühlen.

SIE WERDEN NICHT GLAUBEN, AUF WIE VIELE VERSCHIEDENE ARTEN ZU 100 % NATÜRLICHES KOKOSÖL ALS TÄGLICHE SCHÖNHEITSKUR VERWENDET WERDEN KANN.

Das führt mich nun zu dem, wofür wir am bekanntesten sind: unserem Kokosöl. Ein Freund aus Hongkong stellte uns das Öl und Bruce Fifes Buch *The*

Coconut Oil Miracle vor: Wir erkannten schnell, dass es ein verblüffendes Produkt ist – sowohl zum Kochen als auch für die Schönheit. Und wir wollten alles teilen, was wir darüber gelernt und gehört hatten. Wir haben bereits eine breite Palette an natürlichen Produkten: Kakao, Maca, Lucuma, Kurkuma, Bittersalze, Totes-Meer-Salz, Himalaya-Salz und Zimt. Da Kochen und Schönheitsprodukte zwei meiner Leidenschaften sind, gefällt es mir sehr, dass unsere Produkte für beides verwendet werden können. Was macht also Kokosöl zu so einem großartigen Beauty-Produkt? Es besteht zu 48 % aus Laurinsäure (diese ist sonst nur in Muttermilch zu finden). Laurinsäure hat gesundheitsfördernde Eigenschaften und ist hautfreundlich, weil sie antibakteriell, antiviral und antimykotisch ist. Kokosöl enthält auch viel Vitamin E, das für die Haut sehr wohltuend ist.

KOKOSÖL ZU VERWENDEN IST EIN TOLLER WEG, UM IHREN KÖRPER ZU NÄHREN – INNERLICH UND ÄUSSERLICH.

Die Haut ist das größte Organ Ihres Körpers und sie braucht viel Liebe. Daher ist es sinnvoll, sie mit natürlichen, hautfreundlichen Produkten zu pflegen. So wie wir auf unsere Ernährung achten, sollten wir auch auf die Zusammensetzung unserer Beauty-Produkte achtgeben. Und auf welche Art könnte man das besser tun, als sie selbst herzustellen?

Ich hoffe, Sie finden an den unterschiedlichen Rezepten in diesem Buch Gefallen – und nehmen Sie sich ein wenig Zeit, um sich in einem verrückten, stressigen Alltag auch um sich selbst zu kümmern und sich zu verwöhnen. Verwenden Sie dieses Buch, wenn Sie sich besser fühlen oder sich zu Hause eine kleine Pause im Spa gönnen möchten!

Alles Liebe, Lucy Bee

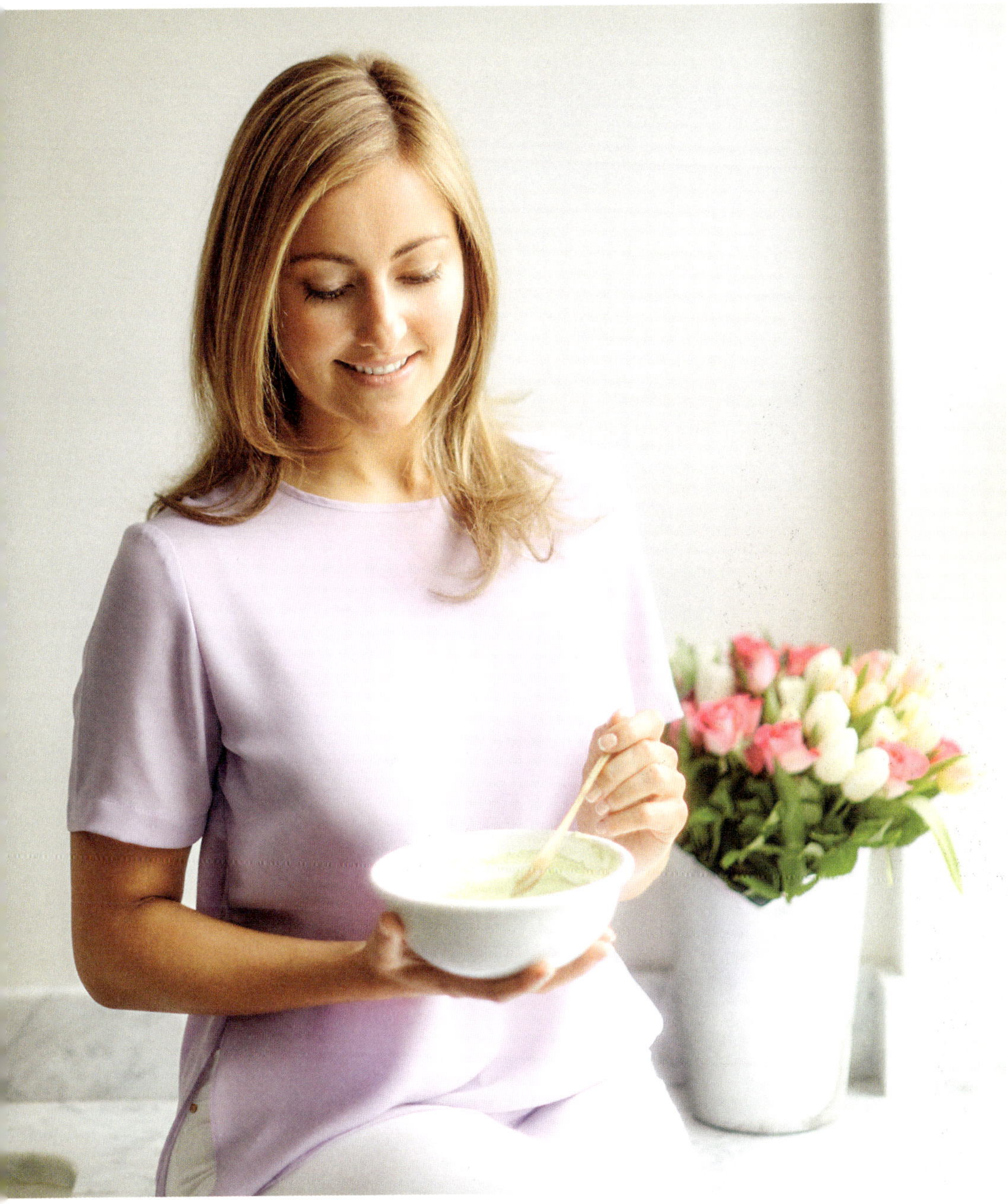

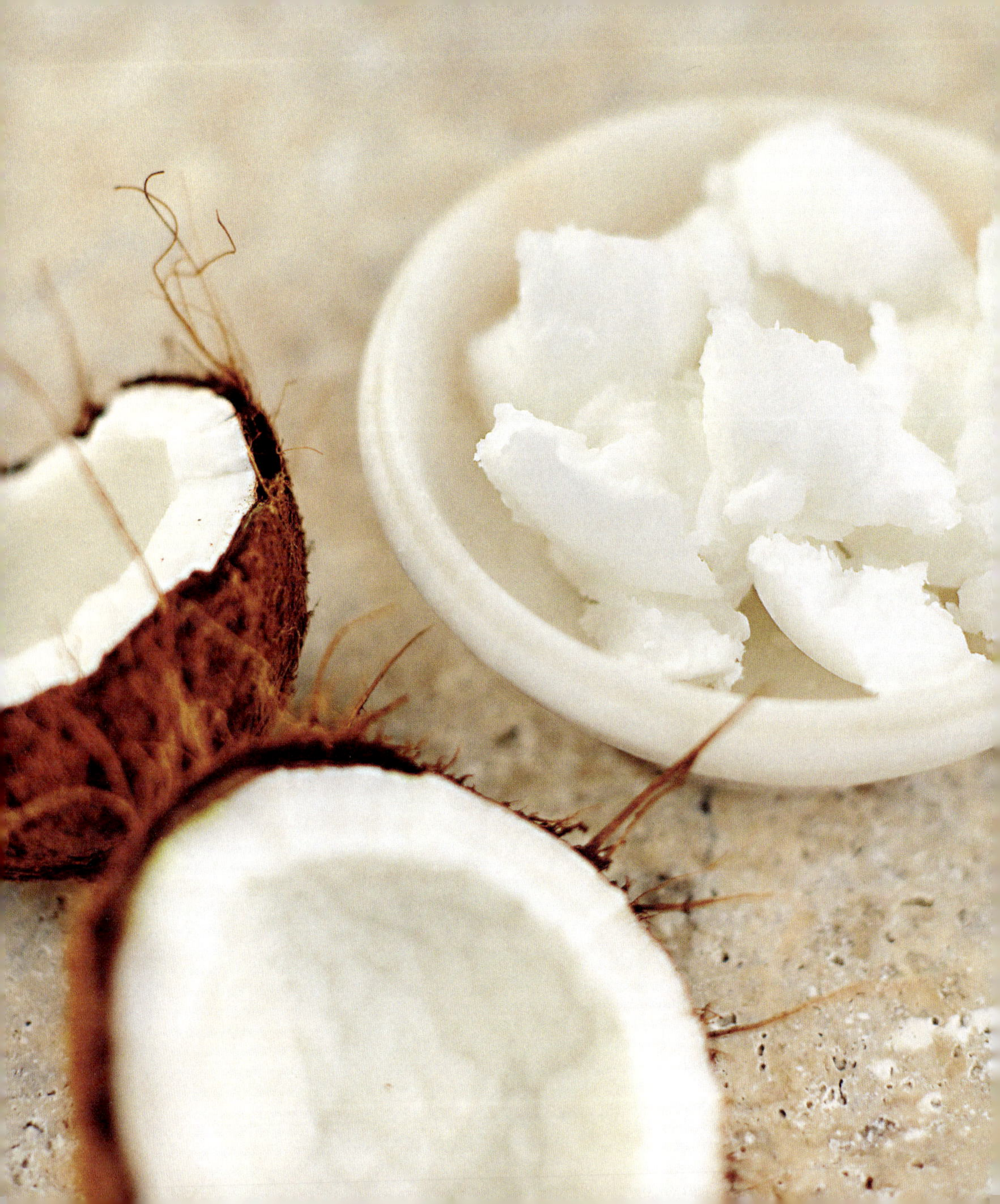

IT'S ALL ABOUT THE GLOW

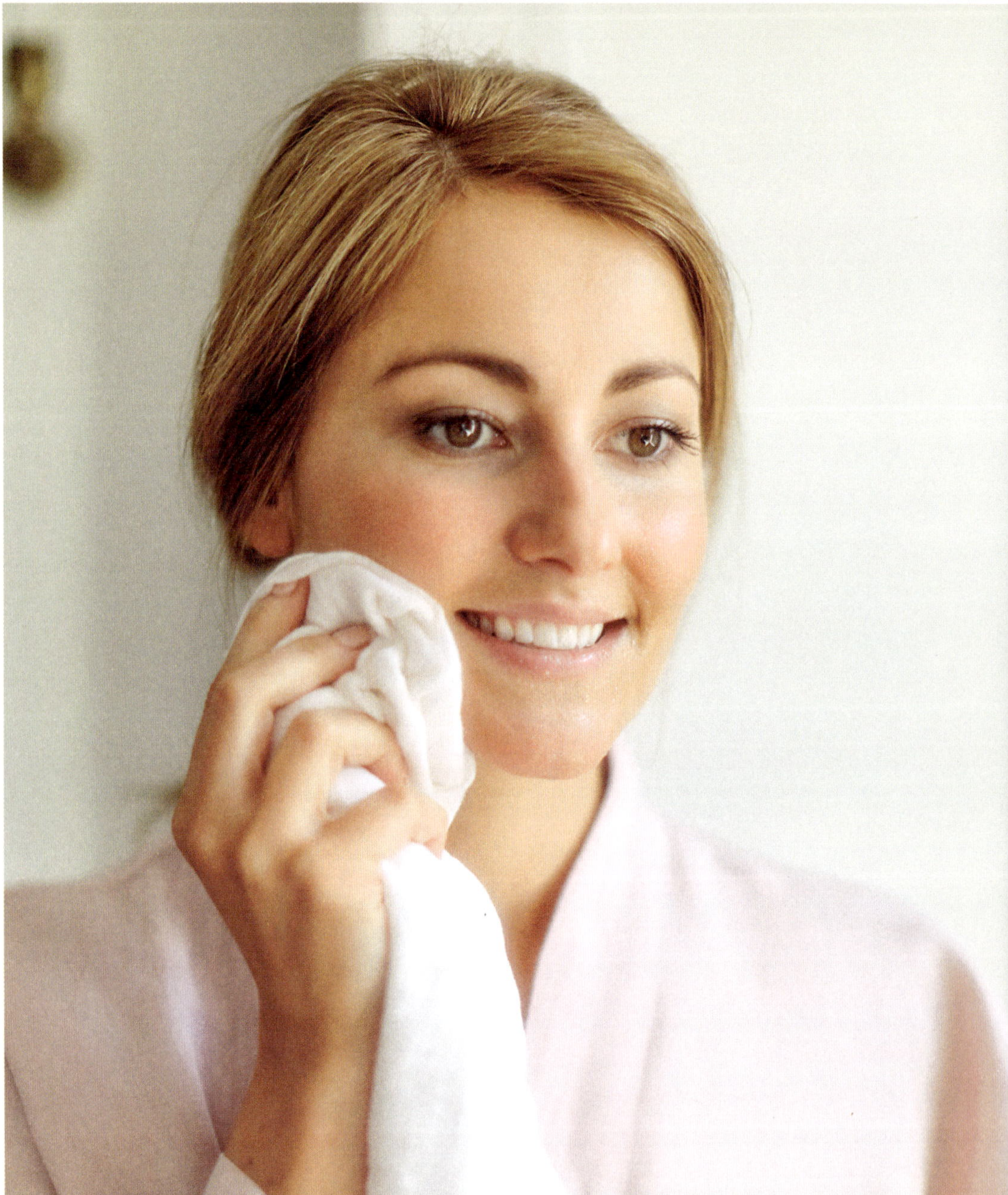

SCHENKEN SIE IHRER HAUT ETWAS LIEBE

Wer möchte eine möglichst schöne Haut haben? Dumme Frage. Wir alle. Als Beauty-Therapeutin habe ich bereits alle Anliegen gehört, die Menschen in Bezug auf ihre Haut haben: Sie möchten, dass sie prall, glänzend, durchfeuchtet oder jung aussieht, und – natürlich – Falten und feine Linien loswerden. Nun, ich habe tolle Neuigkeiten: Dieses Buch bringt Sie mit vielen Tipps und Tricks einen Schritt näher auf dem richtigen Weg zu einem gesunden, neuen Selbst – äußerlich und auch von innen.

TÄGLICH ZWEIMAL REINIGEN

Ich denke, es ist am besten, mit etwas zu beginnen, das wir zweimal pro Tag (morgens und abends) machen sollten: der Reinigung. Das ist besonders wichtig, wenn Sie in einer Stadt leben – denn bei der Reinigung wäscht man die Verschmutzungen weg, die die Haut altern lassen, und sie öffnet verstopfte Poren. Die größten Übeltäter sind Ruß und Abgase, die sehr leicht unter die Haut gelangen, wo sie Gene aktivieren, die für Falten und Altersflecken verantwortlich sind (braune kleeförmige Stellen, die an Wangen, Stirn und am Nasenrücken auftreten).

Es ist ein wenig wie beim Zähneputzen – reinigen Sie zweimal täglich, um Verunreinigungen, die sich im Gesicht ansammeln, zu entfernen, sodass sie weniger stark in Ihre Haut eindringen.

Kokosöl eignet sich gut, weil es hartnäckiges Make-up und Verschmutzungen bindet, die so besser abgewaschen werden können. Versuchen Sie die „doppelte Reinigung", bevor Sie ins Bett gehen: Tragen Sie eine Schicht Kokosöl auf, um das Make-up und Verschmutzungen zu entfernen. Spülen Sie das Öl ab und tragen Sie dann eine zweite Schicht auf, indem Sie ein warmes, feuchtes Handtuch in kreisförmiger Bewegung über Ihr Gesicht reiben, um die Poren gründlich zu reinigen, abgestorbene Hautzellen zu entfernen und die Haut zum Strahlen zu bringen.

FEUCHTIGKEIT MIT ÖLEN SPENDEN

Stellen Sie sich Ihre Haut wie eine Wand vor: Die Zellen sind die Ziegel und zwischen ihnen befinden sich Fette (ähnlich wie Mörtel), die das Wasser in der Haut bewahren, damit sie prall und feucht bleibt. Mit dem Alter werden diese Fette abgebaut – das Wasser beginnt, zu entweichen, die Haut wird trockener und Falten sehen tiefer aus. Daher ist es wichtig, pflanzliche Öle (wie Kokosöl) für die Hautpflege zu verwenden. Viele Cremes enthalten Öl, aber nicht genug, um dem Verlust von Wasser vorzubeugen. Kokosöl ist hingegen fettliebend (lipophil, um exakt zu sein) – das heißt, dass es effektiver durch die Hautoberfläche eindringt, dem Verlust von Wasser vorbeugt und die Haut feucht hält.

GESICHTSMASSAGEN MACHEN

Wenn wir nach einem Kosmetikerinnenbesuch den Behandlungsraum verlassen, fühlen wir uns nicht nur entspannt und verwöhnt. Sie haben vielleicht das rosafarbene Leuchten auf Ihren Wangen entdeckt, aber auch die Definition Ihrer Wangenknochen, und Schwellungen im Bereich der Augen und Wangen wurden gemildert. Das alles kommt von der Gesichtsmassage. Sie verbessert die Durchblutung, wodurch die Haut strahlender wirkt. Außerdem werden durch sie Giftstoffe zu den Lymphknoten geleitet, was dunkle Augenringe verschwinden lässt und verstopfte Nebenhöhlen, die zu Schwellungen und Kopfschmerzen führen, wieder öffnet. Gesichtsmassagen haben zudem eine straffende und formende Wirkung auf die Muskeln – das Gerüst, das die Haut unterstützt –, durch die Ihr Gesicht sehr viel jünger aussieht. Unsere Bilder zeigen, wie man dabei vorgeht – schauen Sie genau hin, es ist wirklich einfach und funktioniert unglaublich gut!

Machen Sie so oft wie möglich eine Gesichtsmassage, mit oder ohne Öl. Mein Tipp: beim Fernsehen. Sie werden vergessen, dass Sie sie überhaupt machen!

>>>

NEHMEN SIE KOKOSÖL!

1 **SCHRITT EINS:** Erwärmen Sie das Kokosöl in Ihren Händen und tragen Sie es auf Ihr Gesicht auf.

2 **SCHRITT ZWEI:** Ihre Gesichtsmuskeln sind diagonal, in einer Linie mit Ihren Wangenknochen, angeordnet. Tragen Sie also lange Massagestriche von unten nach oben auf, um ihnen eine Trainingseinheit zu verpassen und die Haut zu verstärken.

3 **SCHRITT DREI:** Klopfen Sie leicht auf den Knochen der Augenhöhle unter Ihrem Auge, um Schwellungen zu beseitigen. Das stimuliert das Lymphgefäßsystem, das direkt unter der Hautoberfläche liegt, und entfernt überschüssige Flüssigkeit. Arbeiten Sie sich von den inneren Augenwinkeln zu den Ohren vor, wo sich die Lymphknoten befinden, um alles auszuspülen.

4 **SCHRITT VIER:** Streichen Sie mit etwas Druck entlang Ihrer Augenbrauen, um Verspannungen zu lockern, die zu Furchen führen können, und um das Schlaffwerden der oberen Augenlider zu stoppen.

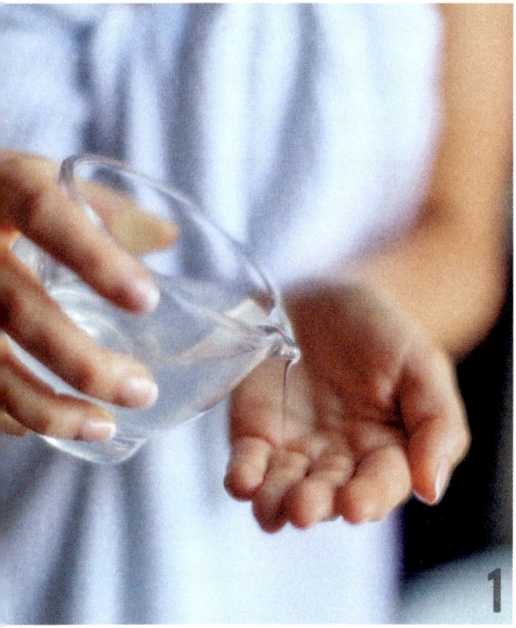
1

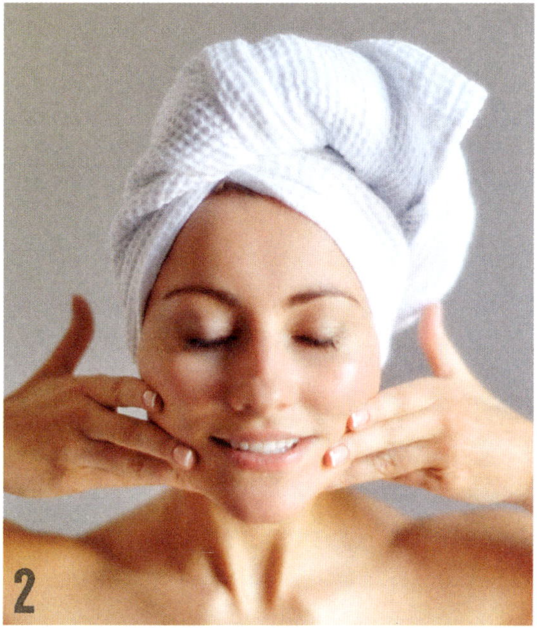
2

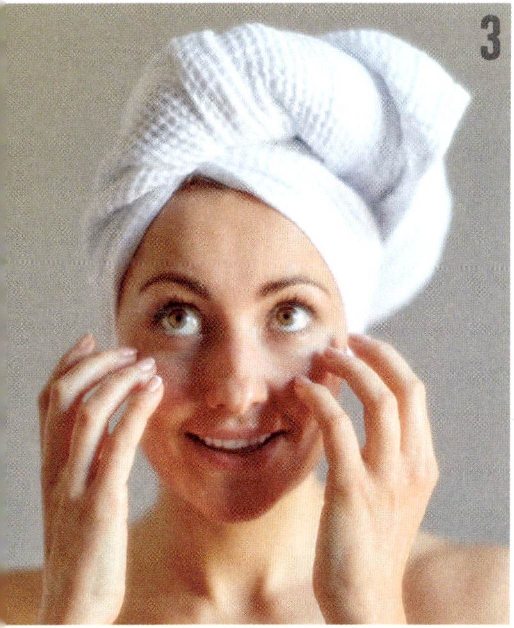
3

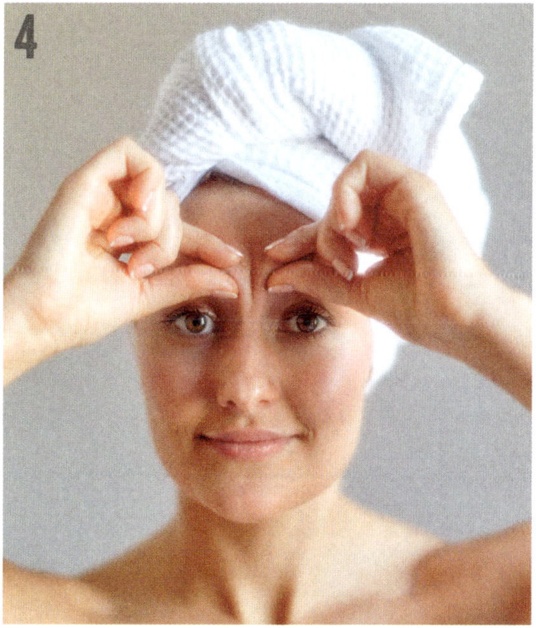
4

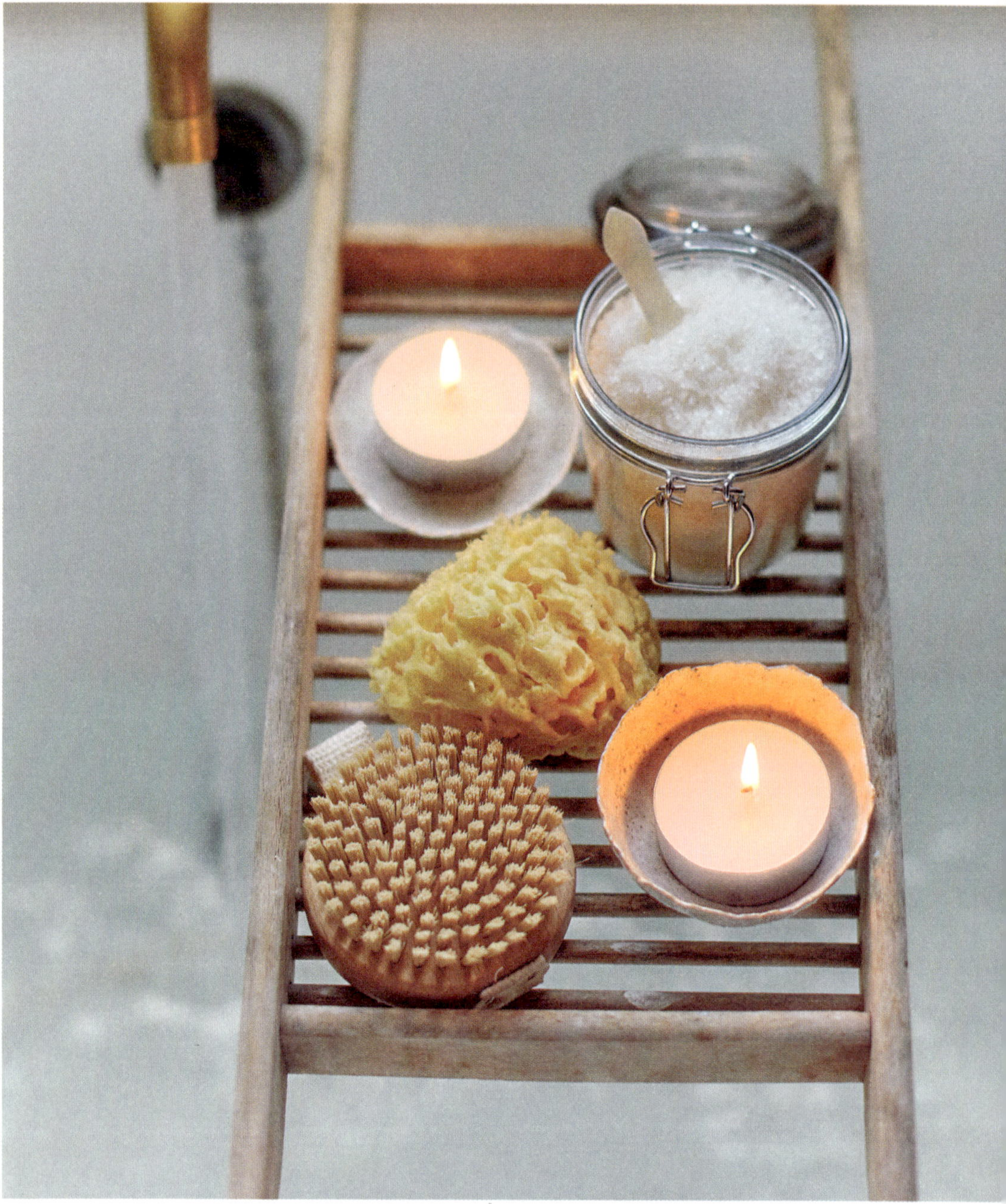

VOM STRESS ABSCHALTEN

In einer perfekten Welt würde es Stress gar nicht geben! Denn wem nutzt er? Niemandem – aber leider gehört Stress zur Realität des täglichen Lebens. Man kann Arbeit, Rechnungen oder den täglichen Arbeitsweg nicht vermeiden, daher muss man lernen, damit umzugehen, wenn man seinen Körper nicht aus dem Gleichgewicht bringen will.

Wenn wir besorgt sind, setzen unsere Nebennierendrüsen Adrenalin und Cortisol frei. Diese beiden Stresshormone erhöhen den Zuckerspiegel des Blutes, wodurch Insulin produziert wird. Dies ruft Entzündungen im Körper hervor, die mit Akne und Ekzemen verbunden sind. Stress kann zudem das Gleichgewicht zwischen den guten und schlechten Bakterien in Ihrem Darm stören, was sich auf Ihrer Haut in Form von Flecken und Ausschlägen bemerkbar macht. Es ist auch bekannt, dass Cortisol die Bildung von Kollagen verhindert, dem wichtigsten Protein, das die Haut aufpolstert und für Spannkraft sorgt.

Machen Sie 20 Minuten Ihres stressigen Tages zu einer entspannten „Zeit für sich", wo auch immer es möglich ist – das kann Wunder wirken, sowohl seelisch als auch körperlich. Studien haben gezeigt, dass eine Massage des Gesichts und des Körpers den Spiegel dieser Stresshormone senkt und „Wohlfühl-Hormone" im Körper freisetzt. Außerdem ist mittlerweile bewiesen:

Ein lauwarmes Bad zu nehmen ist enorm entspannend und erhöht den Lymphfluss – das Blut strömt an die Hautoberfläche und leitet Entzündungen von angespannten Muskeln ab.

EIN ENTSPANNENDES BAD IST DER IDEALE WEG, UM NACH EINEM STRESSIGEN TAG ABZUSCHALTEN. VERSUCHEN SIE, SICH JEDEN TAG EIN WENIG ZEIT FÜR SICH ZU NEHMEN.

GENUG SCHLAFEN

Es gibt einen guten Grund dafür, dass man von „Schönheitsschlaf" spricht. Wussten Sie, dass Ihre Haut – während Sie schlafen und keine Ahnung davon haben, was in dieser Zeit passiert – hart arbeitet, um ihre Zellen zu erneuern, und zwar achtmal schneller als im Wachzustand? Die beste Zeit dafür ist zwischen 23:00 und 3:00 Uhr.

Neue Forschungen zeigen, dass es nicht ausreicht, einfach nur acht Stunden im Bett zu verbringen. Denn die Qualität des Schlafes wirkt sich stark darauf aus, wie gut sich die Haut über Nacht erneuert. Schlafstörungen (wenn Sie dösen und sich hin- und her wälzen) können diese wichtigen Vorgänge stören. Und was noch beunruhigender ist: Schlechter Schlaf kann zu einem erhöhten Spiegel des Hormons Cortisol führen, was Hautprobleme zur Folge haben kann.

Schaffen Sie eine entspannte Atmosphäre in Ihrem Schlafzimmer, indem Sie alle elektrischen Geräte eine Stunde vor dem Schlafengehen ausschalten – denn das Licht Ihres Smartphones oder Tablets simuliert Sonnenlicht. Wenn Sie damit Probleme haben, weil Sie gedanklich die To-do-Liste des nächsten Tages durchgehen, legen Sie sich ein Notizbuch ans Bett, um alles aufzuschreiben, was Sie vergessen könnten (so müssen Sie morgens nicht darüber nachdenken). Eine andere tolle Möglichkeit ist die Kombination von Aromatherapie mit tiefer Atmung und Visualisierung: Beträufeln Sie Ihr Kopfkissen mit ein paar Tropfen ätherischem Lavendelöl, schließen Sie Ihre Augen und atmen Sie tief durch die Nase ein und durch den Mund aus. Denken Sie an Ihren liebsten Urlaubsort oder an einen Platz zum Entspannen – visualisieren Sie ihn und genießen Sie die Vorstellung, dort zu sein.

TRAINIEREN

Ob Sie es glauben oder nicht, mit jedem intensiven Work-out wird Ihre Haut mehr und mehr strahlen. Training lässt das Blut durch den ganzen Körper strömen und Ihre mehr als zwei Millionen Schweißdrüsen härter arbeiten. Wenn Sie schwitzen, erweitern sich Ihre Poren, wodurch abgestorbene Hautzellen, Bakterien und andere hautverstopfende Verschmutzungen ausgespült werden – Ihr Teint sieht sofort strahlender aus. Außerdem werden Wohlfühl-Endorphine ausgeschüttet: eine Win-Win-Situation.
Ein Work-out zahlt sich also wirklich aus!

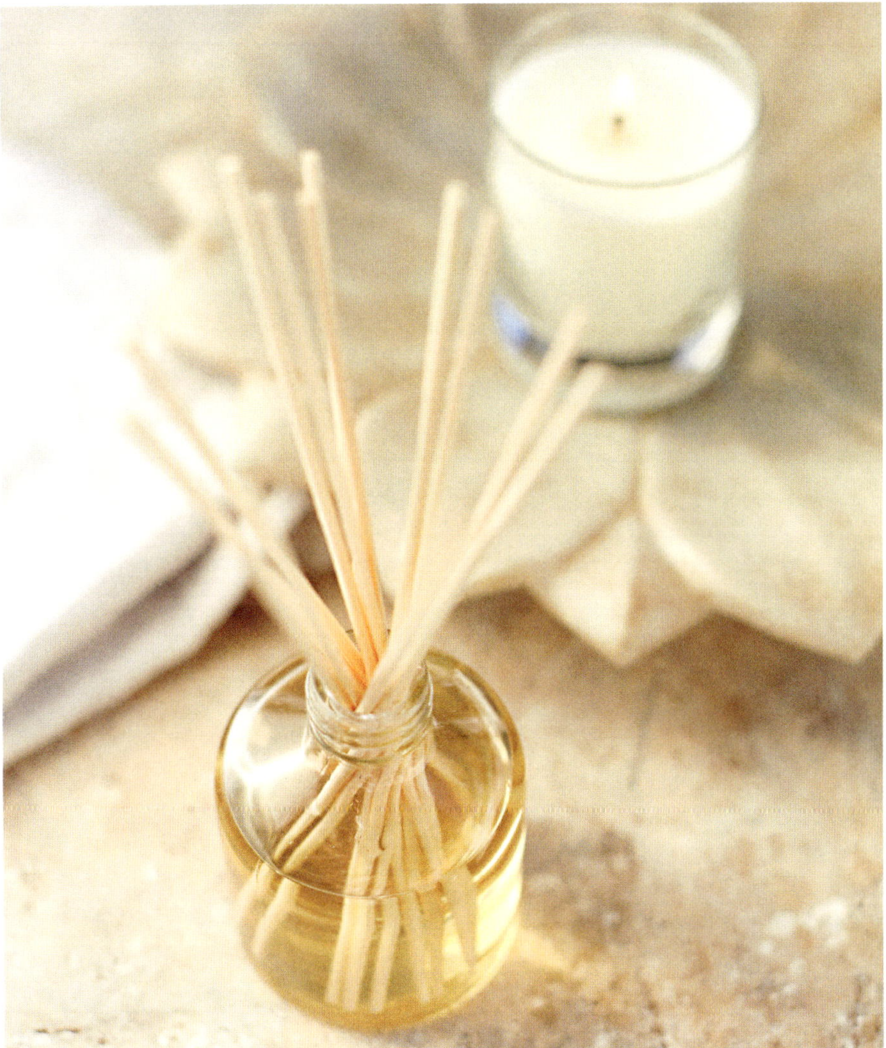

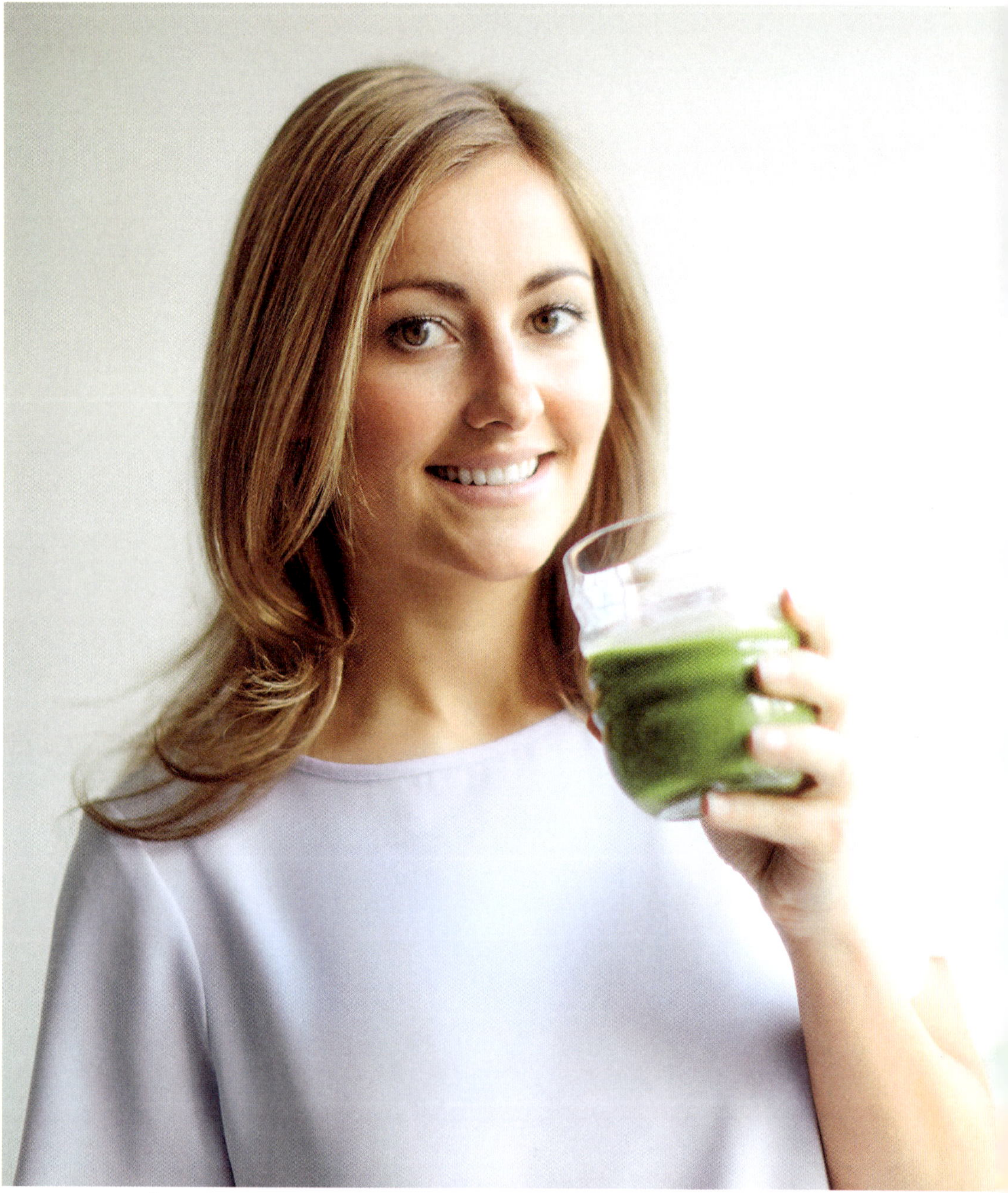

DAS „Z"-WORT

Zucker. Sie haben mit Sicherheit schon Artikel in den Medien gelesen, die bestätigen, dass Zucker der Feind im Kampf gegen die Gewichtszunahme ist und dass gute Fette unsere Freunde sind. Zucker ist genauso schlecht für Ihre Haut wie für Ihre Taille. Bei der Aufnahme von Zucker passieren zwei Dinge: Erstens spaltet ihn Ihr Körper in Glukose auf, was den Insulinspiegel erhöht. Das Ergebnis sind Entzündungen im gesamten Körper, die unter anderem zu Akne oder Ekzemen führen können.

Zweitens setzt ein natürlicher Prozess namens Glykation (Verzuckerung) ein – der Zucker bindet sich an Collagen und Elastin, jene Proteine, die für straffe und elastische Haut sorgen. Sind diese einmal beschädigt, werden sie trocken und spröde, was zu Falten und schlaffer Haut führt. Schränken Sie sich bei Süßigkeiten ein und bringen Sie mehr antioxidantienreiche Früchte, Nüsse, gute Fette und Gemüse in Ihre Ernährung: Sie helfen dabei, Zucker von Collagen und Elastin fernzuhalten. Ideen und Anregungen für Säfte mit den gesunden Antioxidantien finden Sie auf Seite 24.

SELBST GEMACHTE SÄFTE ZU TRINKEN IST EINE TOLLE MÖGLICHKEIT, UM IHREM KÖRPER GENÜGEND VITAMINREICHE FRÜCHTE UND GEMÜSE ZUR VERFÜGUNG ZU STELLEN.

NÄHREN SIE IHR GESICHT

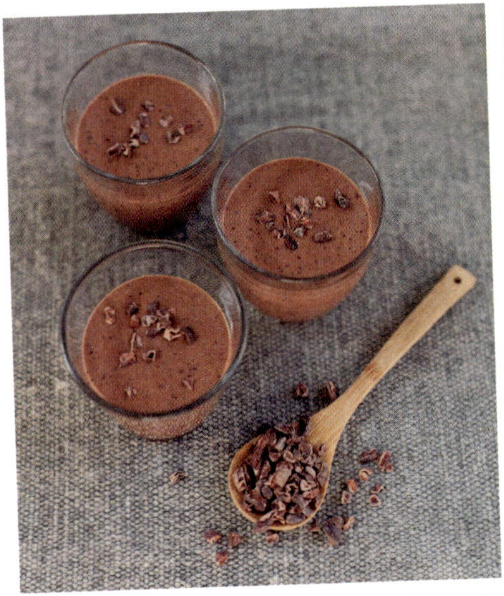

AVOCADO-SPINAT-SMOOTHIE

(für 1 Portion)

- 1 Handvoll Spinat
- ½ Avocado
- Samen von 2 leicht zerdrückten Kardamomkapseln
- 250 ml Kokoswasser
- 10 g Haferflocken
- 2 Medjool-Datteln, ohne Kerne

Alle Zutaten in einen Mixer geben und pürieren. Sofort servieren – nach Wunsch auch mit Eis.

APFEL-ROTE-BETE-ORANGEN-SAFT

(für 1 Portion)

- 1 Apfel
- 1 Zitronenscheibe oder ½ Zitrone (für den Geschmack)
- 1 kleine Handvoll Petersilie
- 1 kleine Rote Bete, geschält
- 2 Stangen Sellerie
- ½ Orange, geschält

Alle Zutaten gut abspülen, in den Entsafter geben und genießen.

TIPP >>>
Sie können den Saft am Vorabend zubereiten und im Kühlschrank aufbewahren.

SCHOKOLADEN-SMOOTHIE

(für 1 Portion)

- 50 g Heidelbeeren
- 1 reife Banane
- 250 ml Mandelmilch
- 1 EL Kakaopulver
- 1 TL Erdnussbutter
- 1 TL Kakao-Nibs (optional)

Alle Zutaten außer den Kakao-Nibs in einen Mixer geben und pürieren. Zum Servieren nach Wunsch mit Kakao-Nibs bestreuen.

KAROTTEN-GURKEN-INGWER-SAFT

(für 1 Portion)

- 2 Karotten
- 1 Handvoll Spinat
- 1 Stück (2 cm) frischer Ingwer
- 1 Apfel

Alle Zutaten gut abspülen, in den Entsafter geben und servieren – nach Belieben auch mit Eis.

HEISSE SCHOKOLADE À LA LUCY BEE

(für 1 Portion)

- 250 ml Mandelmilch oder normale Milch
- 1 EL Kakaopulver
- 1 TL Zimtpulver (optional)

Alle Zutaten in einen Kochtopf geben und bei mittlerer Hitze 2–3 Minuten vorsichtig erwärmen, dabei gelegentlich umrühren, bis die Mischung vollständig warm ist. Für eine schaumige Variante alles aufschlagen oder kurz im Mixer verrühren.

CHAI-TEE MIT MANDELMILCH UND KARDAMOM

(für 4 Portionen)

- 375 ml Wasser
- 1 Zimtstange
- Samen von 5 leicht zerdrückten Kardamomkapseln
- 3 Gewürznelken
- 1 Stück (5 cm) frischer Ingwer, geschält und geviertelt
- ¼ Vanilleschote, der Länge nach halbiert und das Mark herausgekratzt
- 1 TL Honig
- 2 Beutel Schwarztee
- 375 ml Mandelmilch
- Zimtpulver, zum Servieren

Das Wasser mit den Gewürzen (und auch der ausgekratzten Vanilleschote) in einem Kochtopf aufkochen und 12–15 Minuten köcheln lassen.

Den Honig einrühren und die Teebeutel hinzugeben. Vom Herd nehmen und 4 Minuten ziehen lassen, Teebeutel und Vanilleschote entfernen. Dann durch ein feines Sieb in eine Kanne streichen. Die Mandelmilch im selben Topf bei mittlerer Hitze erwärmen, zum Tee hinzufügen und gut umrühren. Mit Zimtpulver bestreuen und servieren.

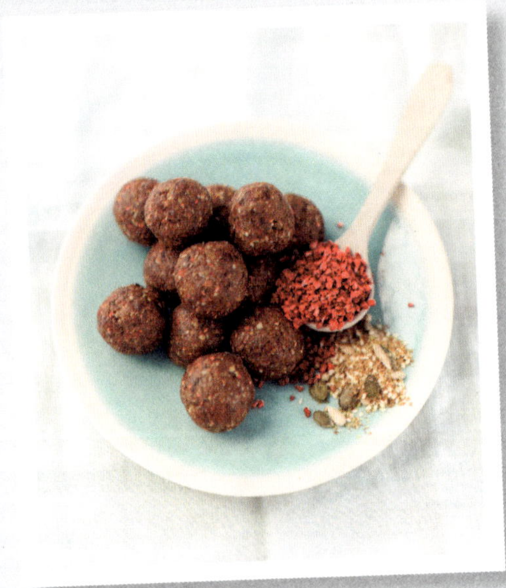

Anschließend das Blech mit den Kugeln mindestens für 1 Stunde in den Tiefkühler stellen, dann die Kugeln in Gefrierbeutel füllen. Ich esse die Häppchen gerne direkt aus dem Tiefkühler.

FRÜCHTE-HÄPPCHEN MIT LEINSAMEN

(für 12 Stück)

> 75 g gemischte getrocknete Früchte und Beeren (ich verwende eine Mischung aus Cranberrys, Goji-Beeren und Rosinen)
> 40 g Kokosöl, geschmolzen
> 75 g Datteln
> 75 g getrocknete Aprikosen
> 100 g Leinsamen
> 10 g Himbeerpulver, gefriergetrocknet
> 1 TL Maca-Pulver

Alle Zutaten in eine Küchenmaschine geben und so lange vermischen, bis ein Teig entsteht. Je einen Teelöffel der Mischung nehmen, zu einer Kugel formen und auf ein mit Backpapier ausgelegtes Backblech legen.

LUCY-BE(E)-TE-HUMMUS MIT KNOBLAUCH

(für 12 Portionen, als Dip)

> 300 g rohe Rote Bete, geschält, in kleine Stücke geschnitten
> 1–2 Knoblauchzehen, gehackt
> 1 TL Kokosöl, geschmolzen
> 400 g Kichererbsen aus der Dose, abgetropft
> 60 g Tahin (Sesammus)
> Saft aus 1 ½ Zitronen
> 70 ml natives Olivenöl
> 1 Prise Himalaya-Salz und frisch gemahlener schwarzer Pfeffer

Den Backofen auf 170 °C/Umluft 160 °C/Gas Stufe 3 vorheizen. Rote Bete und Knoblauch mit dem geschmolzenen Kokosöl auf einem Bratblech vermischen und im Backofen 30 Minuten weich braten. Dann mit den Kichererbsen, Tahin, Zitronensaft und Öl in eine Küchenmaschine geben und zu einem feinen Teig zerkleinern – bei Bedarf etwas mehr Zitronensaft oder Öl hinzufügen, um die gewünschte Konsistenz zu erhalten. Nach Geschmack salzen und pfeffern. Mit gehackten Karotten, Sellerie und Gurken oder auch Fladenbrot servieren. Bis zu 5 Tage im Kühlschrank haltbar.

WINTER-SALAT

(für 1 Portion)

- > 1 kleine Süßkartoffel, geschält und gewürfelt
- > 1 EL Kokosöl, geschmolzen
- > Schwarzkümmel-Samen, zum Bestreuen
- > 1 Lachsfilet
- > 4 Spargelstangen, jede in 3 Stücke geteilt
- > 10 g Kürbiskerne
- > 1 Handvoll Rucola-Salat
- > 30 g weicher Ziegenkäse (kleine Würfel)
- > 80 g Kirschtomaten, halbiert
- > 1 EL Schnittlauch, in kleinen Röllchen

Für das Dressing

- > 1 EL natives Olivenöl
- > 1 EL Apfelessig
- > 1 ½ EL Kokosnuss-Aminos (oder Tamari)
- > 1 EL Honig
- > 1 Stück frischer Ingwer (2 cm)

Den Backofen auf 180 °C/Umluft 175 °C/Gas Stufe 4 vorheizen. Die Süßkartoffel und das geschmolzene Kokosöl in eine Schüssel geben und mit den Schwarzkümmel-Samen vermengen. Auf einem Backblech verteilen und im Backofen 10 Minuten braten. Herausnehmen, Lachs und Spargel hinzufügen und weitere 15 Minuten im Backofen braten, bis die Süßkartoffeln weich sein und Lachs und Spargel gar sind. Zur Seite stellen. Während Lachs und Gemüse im Ofen sind, das Dressing zubereiten. Dafür alle Zutaten gut vermengen. Die Kürbiskerne in einer Bratpfanne bei mittlerer Hitze anrösten, bis sie aufplatzen, dann auf einen kleinen Teller geben. Rucola-Blätter auf einen Servierteller geben und Süßkartoffeln, Spargel, Ziegenkäse und Tomaten darauf verteilen. Den Lachs danebenlegen. Kürbiskerne, Dressing und Schnittlauch über dem Salat verteilen und servieren.

SOMMER-SALAT

(für 1 Portion)

- > 1 kleine Rote Bete, gekocht und gewürfelt
- > 1 mittelgroße Karotte, geschält und geraspelt
- > 1 kleiner Römersalat, kleingeschnitten
- > 1 Stück Gurke (6 cm), entkernt und in kleine Stücke geschnitten
- > 1 Handvoll Minzeblätter, kleingeschnitten
- > 30 g Feta, zerkrümelt oder gewürfelt
- > 1 hartgekochtes Ei, geviertelt
- > 4 Sardellenfilets (aus dem Glas), zerkleinert

Für das Dressing

- > 1 EL Weißweinessig
- > 1 EL natives Olivenöl
- > 30 g frische oder gefrorene Himbeeren (aufgetaut, wenn gefroren)
- > 1 EL Honig

Rote Bete, Karotte, Salat, Gurke, Minze und Feta in einer Schüssel vermischen, in eine Servierschüssel geben, die Eier darauf verteilen und ein Sardellenfilet auf jedes Ei setzen. Die Zutaten für das Dressing im Mixer aufschlagen, dann über dem Salat verteilen und servieren.

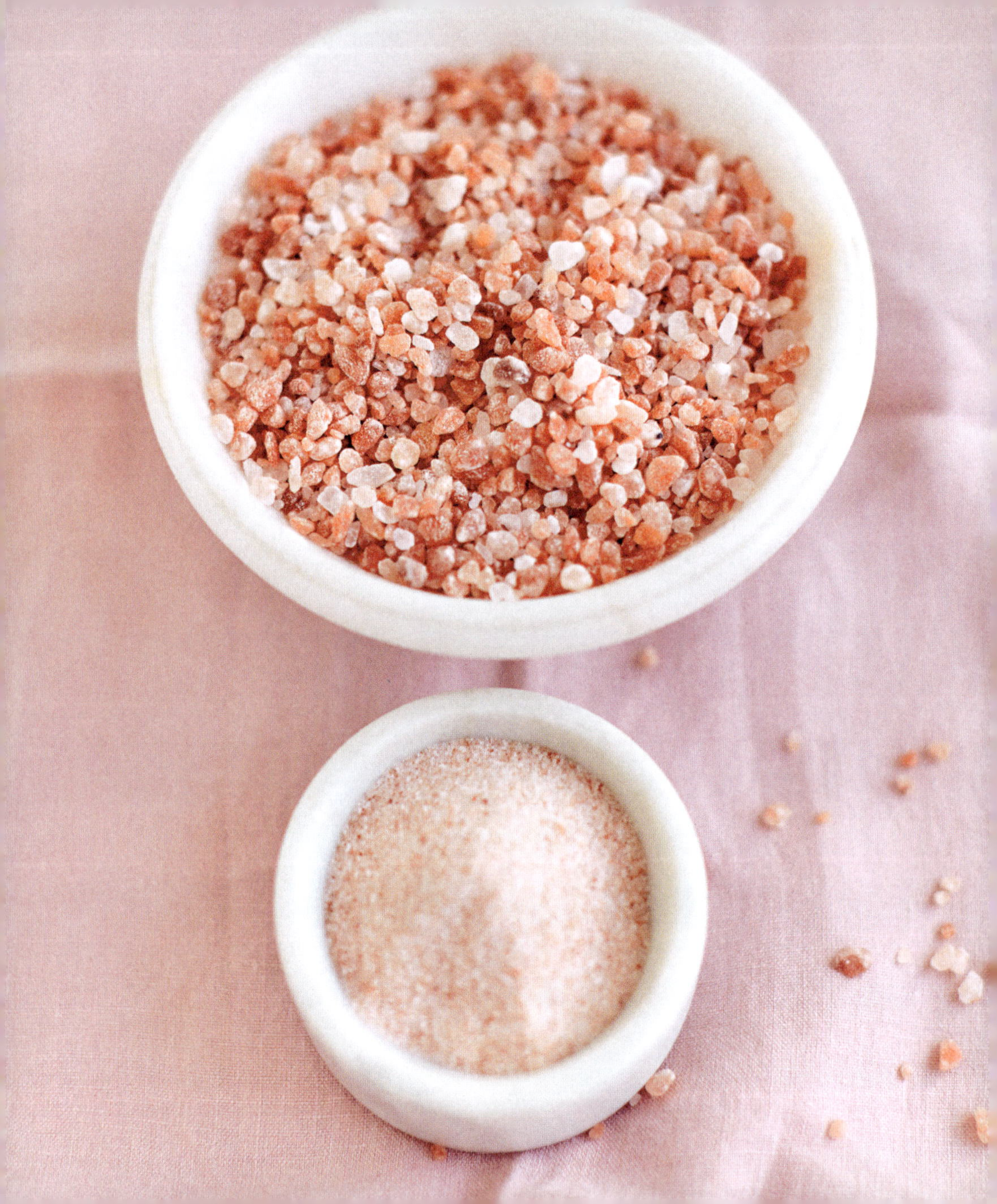

SCHÖNHEITSZUTATEN

EINIGE MEINER LIEBSTEN DINGE

Die Natur liefert uns Unmengen an Früchten, Samen, Pflanzen und Mineralien, die unglaublichen Nutzen für die Haut haben. Ich bin ein großer Fan davon, die Dinge zu nutzen, die sich im Küchenschrank befinden – neben grandiosen Zutaten aus der Pflanzenwelt, von denen viele für ihre Wirksamkeit bekannt sind. Die nachfolgenden tauchen immer wieder auf – sowohl in meinen Schönheits- als auch in meinen Speiserezepten.

SUPERFOODS FÜR TOLLE HAUT UND HAARE

Die effektivsten Schönheitszutaten lassen sich oft an den einfachsten Plätzen finden: Nektar, der von Bienen gesammelt wird, und Öle, Butter und Wurzeln von Pflanzen.

KOKOSÖL

Es gibt wenige Beauty-Allheilmittel, doch meiner Erfahrung nach kommt ihnen Kokosöl ziemlich nahe. Ich verwende mein natives Kokosöl als Alternative zu traditionellen Ölen zum Kochen, aber es kann auch in Gläser abgefüllt und für die persönliche Schönheitspflege verwendet werden.

Kokosöl, das aus dem Fleisch reifer Kokosnüsse extrahiert wird, ist hauptsächlich aus Fettsäuren zusammengesetzt. Diese durchfeuchten die Haut durch Einlagerung von Wasser in die Zellen, wo es am meisten gebraucht wird, und reduzieren auch Entzündungen. Wenn es um das Weichwerden von rauer, ledriger Haut geht, ist Kokosöl einmalig. Es wirkt zudem chronischen Hautkrankheiten sowie Ekzemen entgegen. Es besteht überwiegend aus Laurinsäure (etwa zu 48 %), bekannt für ihre antimykotischen und antibakteriellen Eigenschaften – es vermindert also nicht nur Entzündungen, sondern schützt auch die Haut. Im Kampf gegen das Altern hat sich Kokosöl als effektives Antioxidans erwiesen, denn die enthaltene Ferulasäure schützt gegen faltenverursachende Schadstoffe und andere Angreifer aus der Umwelt.

Kokosöl kann auch Ihr Haar nähren. Wenn das feste Fett beim Erwärmen flüssig wird, kann es besser in die Strähnen eindringen als jedes andere Öl, brüchige Stellen glätten und schuppige Kopfaut und damit Schuppenbildung lindern.
Und noch besser: Sie duften nach tropischem Urlaub – sogar bei grauem Himmel!

KOKOSÖL SCHMELZEN >>>
Viele Rezepte in diesem Buch verwenden geschmolzenes Kokosöl. Der einfachste Weg, es zu schmelzen, ist, eine hitzebeständige Glasschüssel auf einem Kochtopf zu platzieren, der mit so viel Wasser gefüllt ist, dass es den Boden der Schüssel berührt. Das feste Kokosöl mit einem Löffel in die Schüssel geben und bei mittlerer Hitze erwärmen, bis es flüssig wird.

SHEABUTTER

Sheabutter ist ein unglaublicher Feuchtigkeitsspender und seit Jahrhunderten von Frauen in Schwarzafrika in Gebrauch, um Haut und Haare zu nähren und zu schützen. Es ist ein natürliches Fett, extrahiert aus der Nuss des Sheabaumes, und hat eine der höchsten Konzentrationen an Fettsäuren – denselben natürlichen Feuchtigkeitsspendern, die die Talgdrüsen der Haut produzieren. Sheabutter enthält auch sehr viel Vitamin E und Vitamin A, das gegen kleine Schönheitsfehler, Falten und Ekzeme wirkt.

Wie Kokosöl ist auch Sheabutter bei Raumtemperatur fest, schmilzt jedoch bei Hautkontakt und produziert ein leichtes Öl, das trockene oder sensible Haut sofort aufnimmt.

HONIG

Honig ist viel mehr als ein natürliches Süßungsmittel oder eine Frühstückszutat. Roher Honig, der nicht hitzebehandelt oder pasteurisiert wurde, enthält viele aktive Nährstoffe und Enzyme, die die Haut nähren und heilen.

Zuerst einmal ist Honig ein natürliches Befeuchtungsmittel – es entzieht der Luft Feuchtigkeit und hydriert damit die Haut. Honig ist auch eine nützliche Zutat in Conditionern, weil er dem Haar Feuchtigkeit und Glanz spendet. Weitere Vorteile von Honig sind die antibakterielle Wirkung, die akneverursachende Bakterien bekämpft, und die entzündungshemmenden Verbindungen, die Irritationen beruhigen und frisches Narbengewebe besser abheilen lassen.

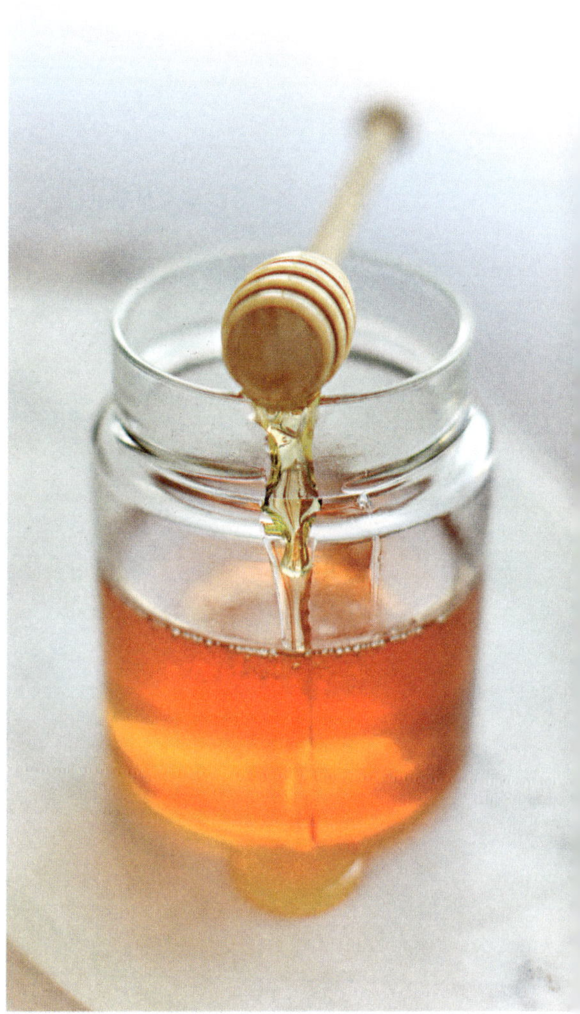

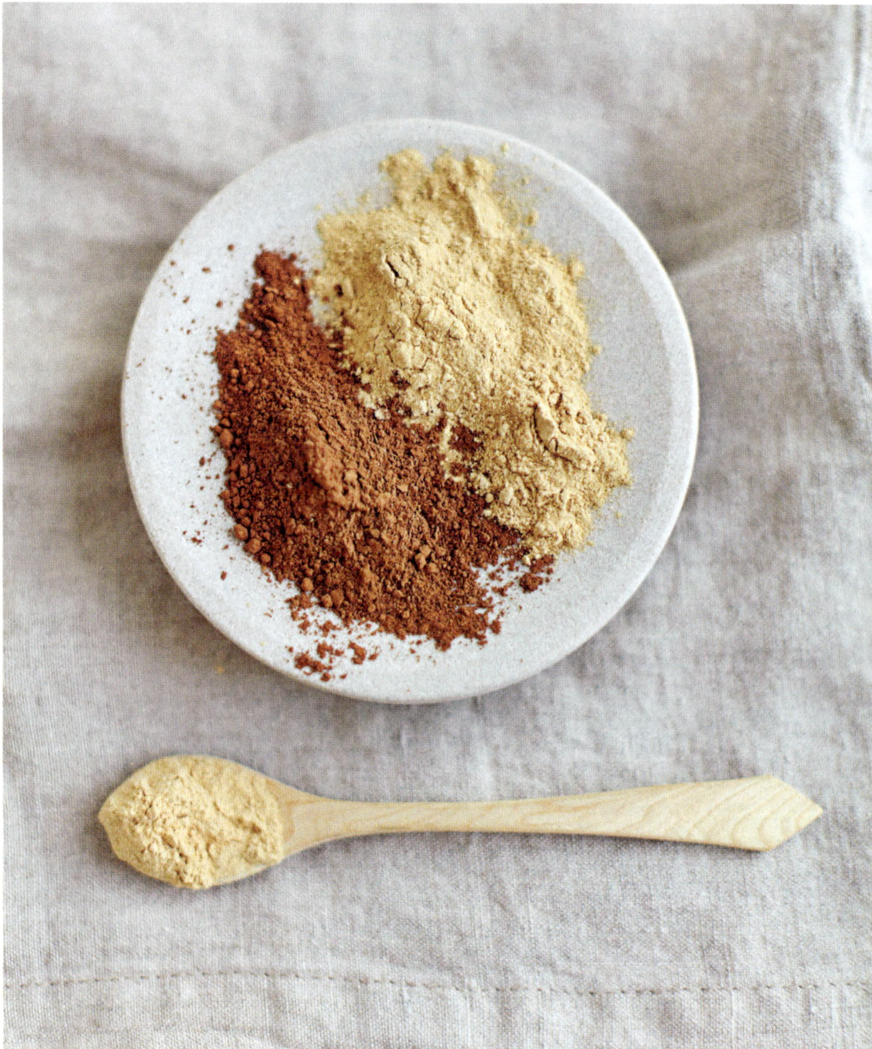

KAKAO

Roher Kakao ist eine der reinsten Formen von Schokolade. Er enthält mehr als 300 Nährstoffe, was ihn zu einem der weltweit besten Quellen von Antioxidantien macht. Unglaublicherweise enthält roher Kakao die 20-fache Anzahl an Antioxidantien, die man in Blaubeeren findet, und fast viermal mehr als klassische dunkle Schokolade.

Mein Kakao wird aus einer seltenen Zucht aus Criollo- und Forasterobohnen hergestellt, die auf dem mineralreichen Boden der Dominikanischen Republik angebaut werden. Die Schoten wachsen direkt an den Baumstämmen und färben sich im reifen Zustand orange oder gelb, bis sie handgepflückt und zum Fermentieren in Kisten aus Zedernholz gelegt werden. Nach zwei Tagen werden die Kakaobohnen unter 45 °C geröstet, um den Rohzustand und den maximalen Nährwert zu erhalten. Dann wird das Fett (oder die Butter) entfernt.

Fair Trade sowie die Unterstützung unserer Erzeugerländer und der Bauern ist für mich sehr wichtig. Durch unseren Beitrag zu Fair Trade planen die Erzeuger in der Dominikanischen Republik, einen Selbstbeteiligungs-Fonds einzurichten, der einen Teil der Arztkosten für die alleinerziehenden Mütter übernimmt, die unseren Kakao ernten. Ebenso wird es ihren Kindern ermöglicht, Englisch zu lernen und ihre zukünftige Aussicht auf Arbeit zu verbessern. Achten Sie beim Einkauf also bitte immer auf Fair-Trade-Produkte.

MACA

Maca (auch bekannt als Peruanischer Ginseng) wächst auf einer Höhe von über 4.200 m in den peruanischen Anden und mag für uns relativ neu erscheinen; es wird jedoch bereits seit Tausenden von Jahren als pflanzliches Arzneimittel eingesetzt. Maca ist ein Adaptogen, ein Gewürz, das dem Körper dabei hilft, mit Stress umzugehen. Es heißt, es sei eine körperliche und seelische Energiequelle, die Leistung, Hormongleichgewicht und Vitalität unterstütze. Einer Legende zufolge aßen Inka-Krieger Maca vor Kämpfen, um ihren Kampfgeist zu stärken. Es ist daher nicht überraschend, dass Maca in Smoothies zur Steigerung der Energie zugegeben wird.

Maca wird aber auch als Beauty-Allrounder immer bekannter. Es ist reich an aufhellendem Vitamin C und enthält viel Kupfer, das die Elastizität, Festigkeit und Dicke der Haut verbessert.

Mein Maca wird von Hand gesät und natürlich gedüngt – ohne Verwendung von Pestiziden und Chemikalien – und durch Regen bewässert. Wenn die Maca-Wurzel geerntet werden kann, wird sie handgepflückt und in der Sonne 20–30 Tage lang getrocknet. Durch die traditionelle peruanische Methode der Verkleisterung wird die Stärke entnommen, bevor die Wurzel zu einem feinen Pulver gemahlen wird. Das Ergebnis? 100 % reine Maca – und zwar die beste, die wir je probiert haben!

SCHÖNHEITSSALZE

Egal, ob einem Bad hinzugefügt oder für die Herstellung von selbst gemachtem Körperpeeling – Himalaya-, Totes-Meer- und Bittersalze helfen Ihnen durch ausgelastete, stressige Tage und füllen die verlorenen Mineralien der Haut wieder auf.

TOTES-MEER-SALZE

Seit Jahrhunderten ist Totes-Meer-Salz bekannt für seine heilende Wirkung. Seit der Römerzeit baden Menschen im Toten Meer, um Muskel- und Gelenkschmerzen und Hauterkrankungen zu behandeln.

Es ist mit achtmal mehr Mineralien als in normalem Meerwasser das salzigste der Welt – darum kann man darin treiben. Und die Salze sind der Schlüssel zu Gesundheit und Wohlbefinden. Mein Totes-Meer-Salz enthält 21 Mineralien, darunter Magnesium, Kalium und Kalziumchlorid, die die Haut feucht halten und Muskelsteifheit lockern. Es wird aus dem Meer aufgesammelt, handgepflückt, gewaschen und getrocknet. Die Granulate werden dann gesiebt und getrennt, um je nach Größe als Badesalz oder Peeling eingesetzt zu werden.

HIMALAYA-SALZ

Dieses Kristallsalz in zartem Babyrosa wird als ein so kostbares Gut angesehen, dass es als „Salz des Lebens" und als „Salz des Königs" bekannt ist, da es einst nur königlichen Personen vorbehalten war. Es entstand vor vielen Millionen Jahren als eine kristallisierte Schicht Meersalz innerhalb der Himalaya-Berge. Von Lava wird es gegen die gegenwärtigen Verschmutzungen geschützt – und das macht das Himalaya-Salz zum reinsten der Welt. Heute wird Himalaya-Salz immer noch aus dieser alten Lagerstätte abgebaut. Die 84 natürlichen Spurenelemente, darunter Kalzium, Eisen und Magnesium, werden in kolloidaler Form gebündelt (sie sind winzig klein); daher können die Bestandteile leicht von den Körperzellen aufgenommen werden.

EPSOM-SALZ, BITTERSALZE

Bittersalze sind ein uraltes Hausmittel. Im 17. Jahrhundert entdeckte ein Bauer in Epsom das Salz, das ursprünglich in salzhaltigen Quellen gebildet wurde – und es wurde zu einem Naturheilmittel gegen Schmerzen. Daher auch der Name Epsom-Salz.

Moderne Bittersalze wie unsere entstehen durch das sogenannte Dolomitgestein, das sich in den bergigen Regionen der Südalpen befindet. Die Mischung aus Magnesium, Sulfaten und altem Sauerstoff ermöglicht es, dass die Mineralien und Elemente von den Hautporen während eines Bades oder Peelings aufgenommen werden können. Magnesium ist ein Mineral, an dem es vielen Menschen mangelt – und dabei ist es das zweithäufigste Element in unseren Zellen. Wenn Magnesium von der Haut aufgenommen wird, werden Heilmechanismen des Körpers aktiviert, eine Art umgekehrte Osmose tritt auf und Giftstoffe sowie überschüssige Flüssigkeiten werden aus der Haut herausgezogen. Für meine Rezepte verwenden Sie einfach Epsom-Salz oder ein anderes erhältliches Bittersalz.

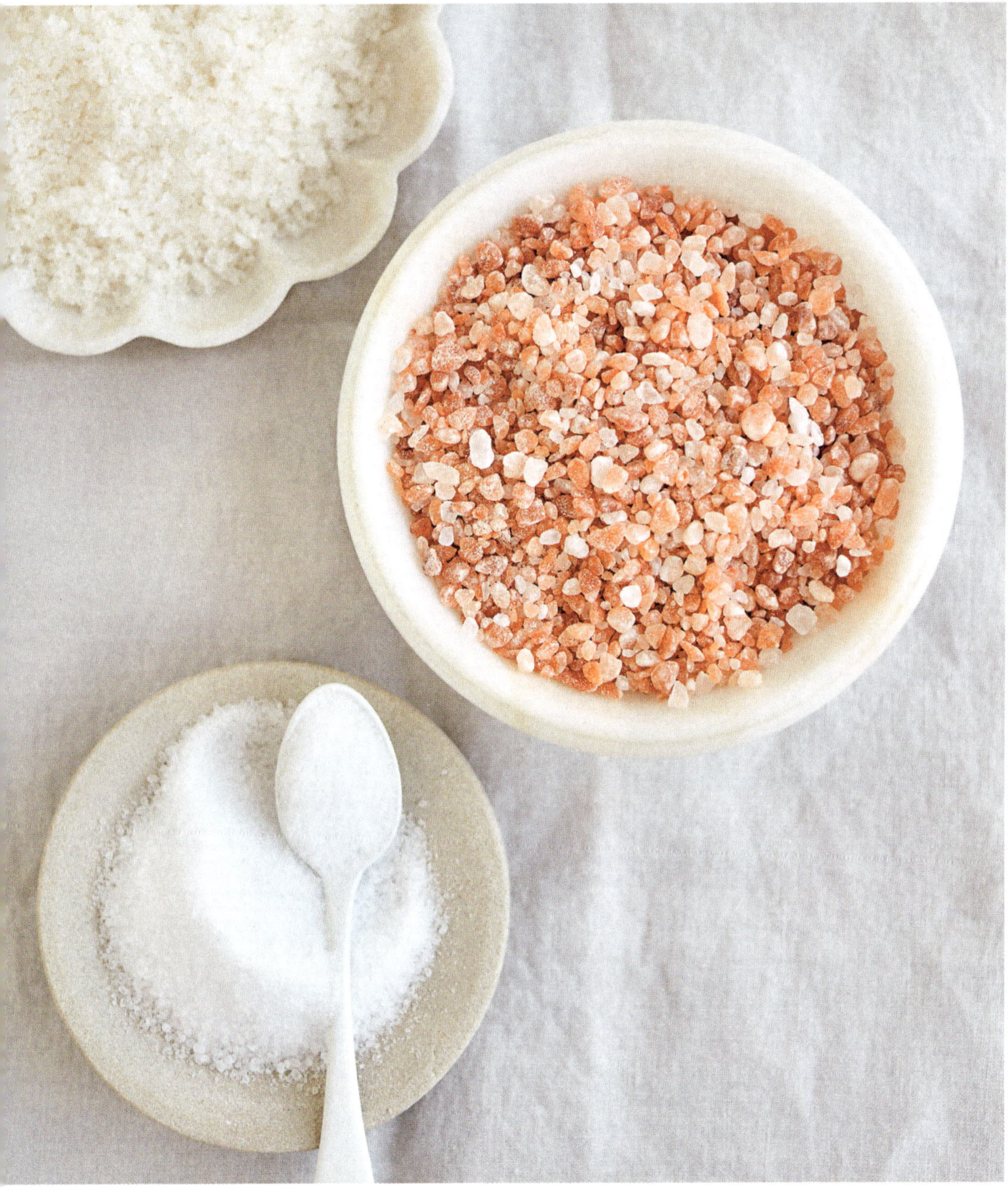

ÄTHERISCHE ÖLE

Ätherische Öle sind ein natürlicher Duftstoff, gewonnen aus Pflanzen. Ich füge sie gerne zu meinen Beauty-Rezepten hinzu, weil sie doppelt wirken. Sie haben nicht nur einen unverwechselbaren Geruch, sondern sind auch für ihre unglaublichen Eigenschaften bekannt: Sie können eingesetzt werden, um zu revitalisieren, zu stimulieren, Stress abzubauen und zu beruhigen, sowie bei Depressionen, schlaflosen Nächten und Krankheiten – um nur ein paar der wichtigsten zu nennen.

LAVENDEL *(Lavendula angustifolia)*
Der süß duftende, violett blühende Busch hat eine lange Geschichte als Heilkraut. Menschen verwendeten Lavendelöl einst, um die Pest abzuwehren, und die antiseptischen und entzündungshemmenden Eigenschaften waren der Grund, warum Lavendel im Ersten Weltkrieg auf die Wunden der Soldaten gelegt wurde. Lavendelöl kann verwendet werden, um Akne und andere Hautbeschwerden zu lindern. Aber vor allem die Wirkung auf das Stressniveau macht Lavendel zu so einem bekannten ätherischen Öl. Wissenschaftler haben bewiesen, dass ein Hauch Lavendel Alphawellen im Gehirn erzeugt, was Stresshormone vermindert, die Herzfrequenz verringert und das Nervensystem beruhigt.

ROSE *(Rosa centifolia)*
Der Extrakt des ätherischen Öls eines samtweichen Rosenblattes wird in der Aromatherapie eingesetzt, denn ihm wird eine beruhigende, antidepressive Wirkung nachgesagt. Es ist bekannt dafür, an grauen und traurigen Tagen die Stimmung zu heben, und weckt nostalgische Gefühle und schöne Erinnerungen. Äußerlich verwendet ist es ideal für trockene und alternde Haut. Rosenöl ist reich an hydratisierenden essenziellen Fetten, um die Weichheit der Haut wiederherzustellen. Es eignet sich besonders gut für Menschen mit Besenreisern und empflindlicher Haut, weil es die Haut stärkt und beruhigt und Rötungen reduziert.

ZITRONE *(Citrus limonum)*
Das aus der Schale extrahierte Zitronenöl hat einen starken, erfrischenden Duft, der laut Wissenschaftlern geistige Präzision und Konzentration verbessert – also optimal, wenn Ihr Energieniveau um 3 Uhr nachmittags abfällt. Als Pulver stimuliert es auch den Körper. Zitronenöl kann dabei helfen, das Lymphsystem anzuregen, das für das Herausspülen von Giftstoffen und überschüssiger Flüssigkeit verantwortlich ist – deswegen ist es oft in körperstraffenden Ölen und Cremes zu finden. Zitronenöl hat auch zahlreiche antibakterielle und antimykotische Eigenschaften, was es zu einer idealen natürlichen Alternative für die Behandlung von Pickeln und für die Reduktion von überschüssigem Talg auf der Haut macht.

PFEFFERMINZE ***(Mentha x piperita)***
Das Menthol in der Pfefferminze erzeugt einen kühlenden Effekt auf der Haut und wird daher für die Linderung von Muskel- oder Kopfschmerzen eingesetzt, indem Stirn und Schläfen damit eingerieben werden. In Beauty-Produkten erfrischt und belebt Pfefferminzöl die Haut. Es ist bekannt für seine adstringierenden Eigenschaften und hilft dabei, die Menge an Fett auf der Haut auszugleichen. Präparate mit Pfefferminzöl können auch für die Behandlung von trockener Kopfhaut und Schuppen verwendet werden, weil es die Heilung der Haut unterstützt und Juckreiz mindert.

TEEBAUM ***(Melaleuca alternifolia)***
Der Name „Teabaum“ wurde vom britischen Entdecker James Cook um 1770 geprägt, als er Aboriginesgemeinschaften dabei beobachtete, wie sie Tee aus Blättern dieses Baumes aufbrühten und ihn als Desinfektionsmittel für Hautirritationen verwendeten. Die moderne Wissenschaft hat festgestellt, dass 40 % des Teebaumöls aus einem antibakteriellen Wirkstoff namens Terpinen-4-ol bestehen. Das erklärt, warum es für die Behandlung von mittelschwerer Akne nützlich ist und auch antimykotische Eigenschaften aufweist (für die Behandlung von Schuppen).

ROSMARIN ***(Rosmarinus officinalis)***
Rosmarin, mit seinen grau-grünen, nadelförmigen Blättern, ist ein aromatisches Kraut mit einem reinen, holzigen Duft. Es ist bekannt, dass beim Inhalieren des Öls die Atemwege befreit werden. Bei Gelenkschmerzen und Muskelanspannungen helfen die entzündungshemmenden Eigenschaften, um den Schmerz zu lindern. Am häufigsten wird Rosmarinöl jedoch bei der Haarpflege verwendet: Die Kopfhaut mit Rosmarinöl zu massieren erweitert die Blutgefäße und stimuliert die Haarfollikel. Dies regt den Haarwuchs an und lässt bestehendes Haar länger und stärker wachsen.

BESCHÄFTIGEN SIE SICH MIT DEM NUTZEN VON ÄTHERISCHEN ÖLEN, UM HERAUSZUFINDEN, WELCHES SICH FÜR SIE AM BESTEN EIGNET.

PATCH-TEST >>>
Wenn Sie ein Produkt das erste Mal ausprobieren, sollten Sie einen Patch-Test durchführen. Tragen Sie es sparsam auf einen kleinen Bereich der Haut hinter dem Ohr auf und warten Sie 24 Stunden, um sicherzugehen, dass keine Nebenwirkungen auftreten.

WAS SIE SONST BRAUCHEN

GLASSCHÜSSEL UND KOCHTOPF

Bei den meisten meiner Rezepte wird das Kokosöl geschmolzen. Ein einfacher Weg dafür ist, eine hitzebeständige Glasschüssel auf einen Kochtopf zu stellen (siehe Seite 30).

MITTELGROSSE RÜHRSCHÜSSEL

Man braucht diese, um Kokosöl zu vermengen oder verschiedene Zutaten miteinander zu verrühren.

SIEB UND MUSSELIN-TUCH

Diese Dinge können verwendet werden, um die Beauty-Produkte zu filtern, wenn eine geschmeidige Konsistenz gewünscht wird.

HANDMIXER

Verwenden Sie ihn, um Öle schaumig zu schlagen (so wie Sahne).

GLASGEFÄSSE UND BEHÄLTER IN UNTERSCHIEDLICHEN GRÖSSEN

Sie eignen sich optimal, um alle Ihre selbst gemachten Beauty-Produkte aufzubewahren.

TROCKENE BÜRSTE

Verwenden Sie vor dem Auftragen von Körperprodukten eine trockene Bürste, um den Blutfluss zu stimulieren. Bürsten Sie leicht in Aufwärtsbewegung – von den Fußsohlen angefangen über die Beine bis hin zu Rücken und Armen – immer in Richtung des Herzens.

ZUM AUSPROBIEREN! >>>

Trockenes Bürsten ist toll für die Durchblutung und kann auch gegen Cellulite helfen. Bürsten Sie eine Minute lang in Form von Strichen in Richtung des Herzens. Machen Sie das morgens und abends, bevor Sie duschen – danach tragen Sie nährendes Kokosöl auf die Haut auf.

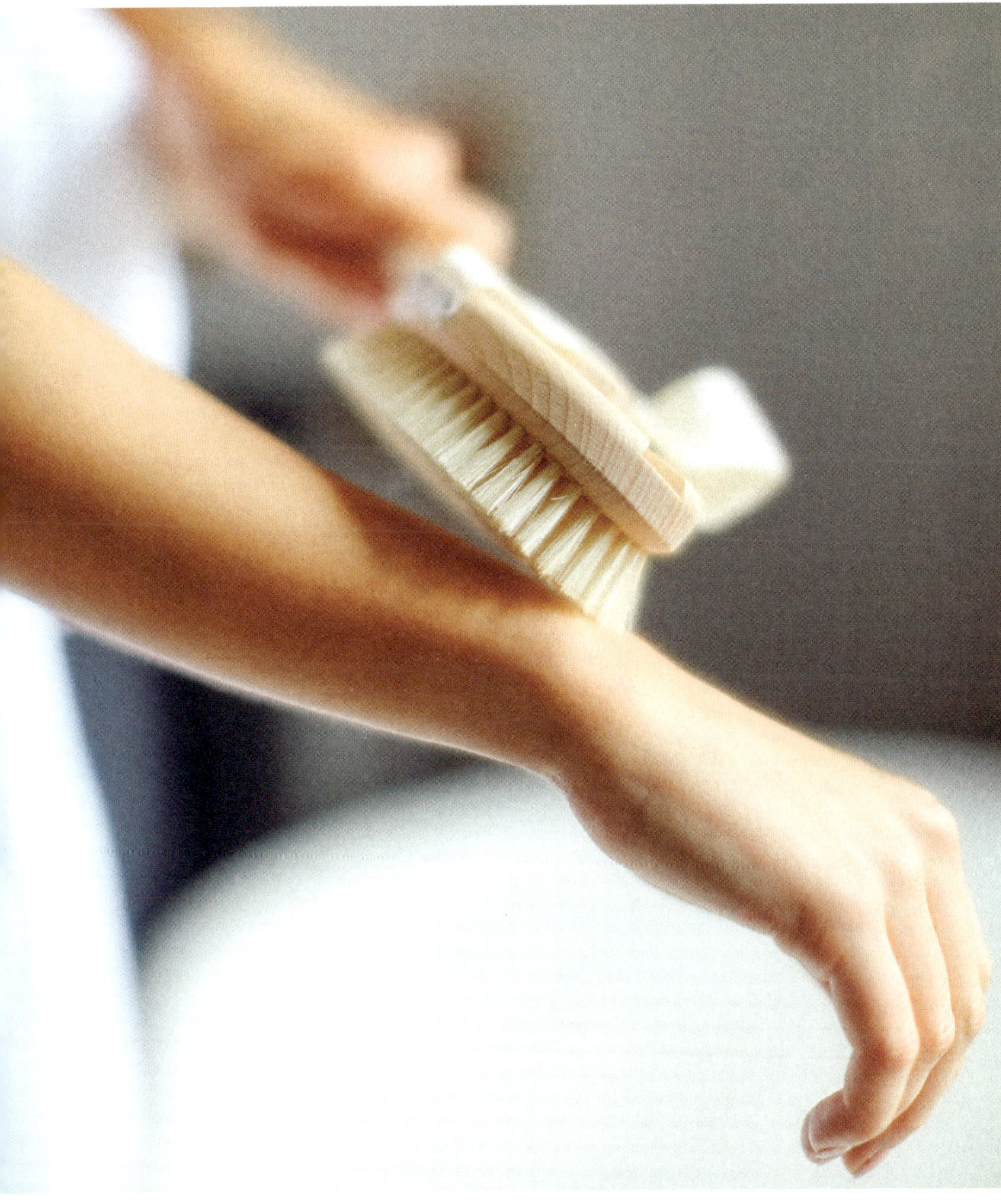

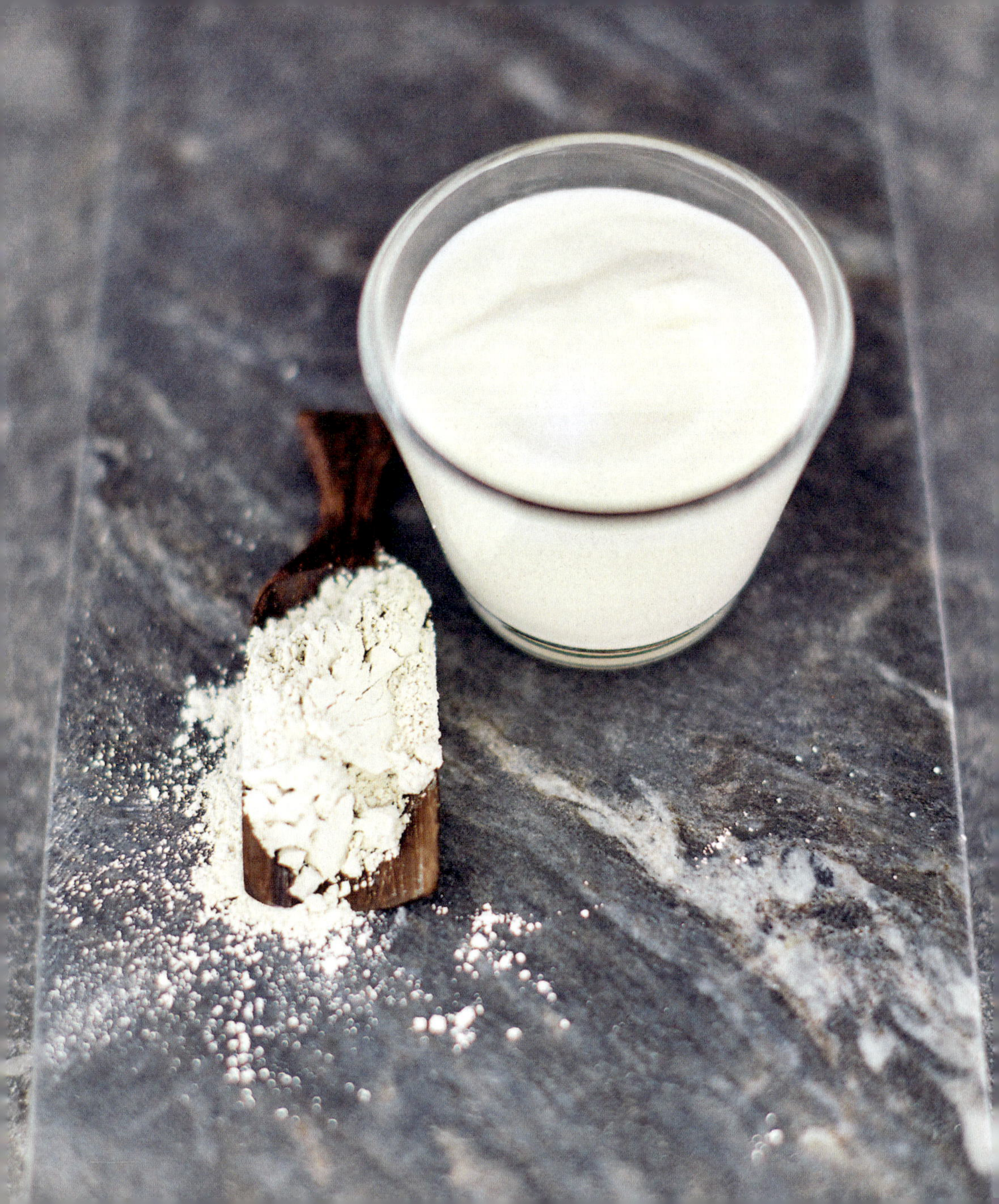

FÜRS GESICHT

HONIG-KOKOSÖL-CLEANSER

(für 80 ml)

Das Schöne an diesem Cleanser ist, dass er sanft ist, aber es trotzdem in sich hat, weil er drei der besten antibakteriellen Zutaten aus der Natur enthält: Kokosöl, Honig und Lavendel.

> 50 g Kokosöl, geschmolzen
> 2 EL Honig
> 5 Tropfen ätherisches Lavendelöl

Das Kokosöl in eine kleine Rührschüssel gießen, den Honig und das Lavendelöl einrühren und gut durchmischen. Vor dem Verwenden oder Abfüllen in ein Glas abkühlen lassen. Einen esslöffelgroßen Klacks morgens und abends auf die trockene Haut auftragen.

ZUM AUSPROBIEREN! >>>
Eine Schicht unverdünntes Kokosöl auftragen, um das Make-up zu entfernen (siehe Seite 55). Mit einem feuchten Wattepad abwischen und den Cleanser anwenden. Dieses Mal den Cleanser ein paar Minuten lang in kreisförmigen Bewegungen über Gesicht und Hals verteilen – gönnen Sie sich dabei selbst eine Massage. Verwenden Sie einen warmen, feuchten Waschlappen, um Rückstände zu entfernen.

HIMALAYA-SALZ-PEELING

(für 1 Anwendung)

Ein Peeling befreit verstopfte Poren, bringt den Glow – selbst bei sehr fahler Haut – und beschleunigt die Hauterneuerung, indem gesunde Zellen abgestorbene Zellen an der Hautoberfläche ersetzen.

> ½ TL Himalaya-Salz
> 1 EL Honig-Kokosöl-Cleanser (siehe links)

Das Himalaya-Salz zum Honig-Kokosöl-Cleanser hinzufügen und einmal pro Woche verwenden. Dabei die Mischung mit kreisförmigen Bewegungen in die Haut einarbeiten, um abgestorbene Hautzellen zu entfernen. Danach das Gesicht mit Wasser abspülen.

MANDELMILCH-CLEANSER

(für etwa 250 ml)

> 25 g gemahlene Mandeln
> 1 EL Honig
> 250 ml Wasser

Mandeln und Honig zum Wasser hinzufügen und verrühren, bis der Honig sich aufgelöst hat. 2 Stunden ruhen lassen. Durch ein mit Musselin ausgekleidetes Sieb in einen Behälter mit Deckel oder eine Flasche gießen und in den Kühlschrank stellen. Mit einem Wattebausch großzügig auf Gesicht und Hals auftragen und 20 Minuten einziehen lassen – so kann die Lotion in die Haut eindringen und natürlich trocknen. Bis zu 4 Tage im Kühlschrank haltbar.

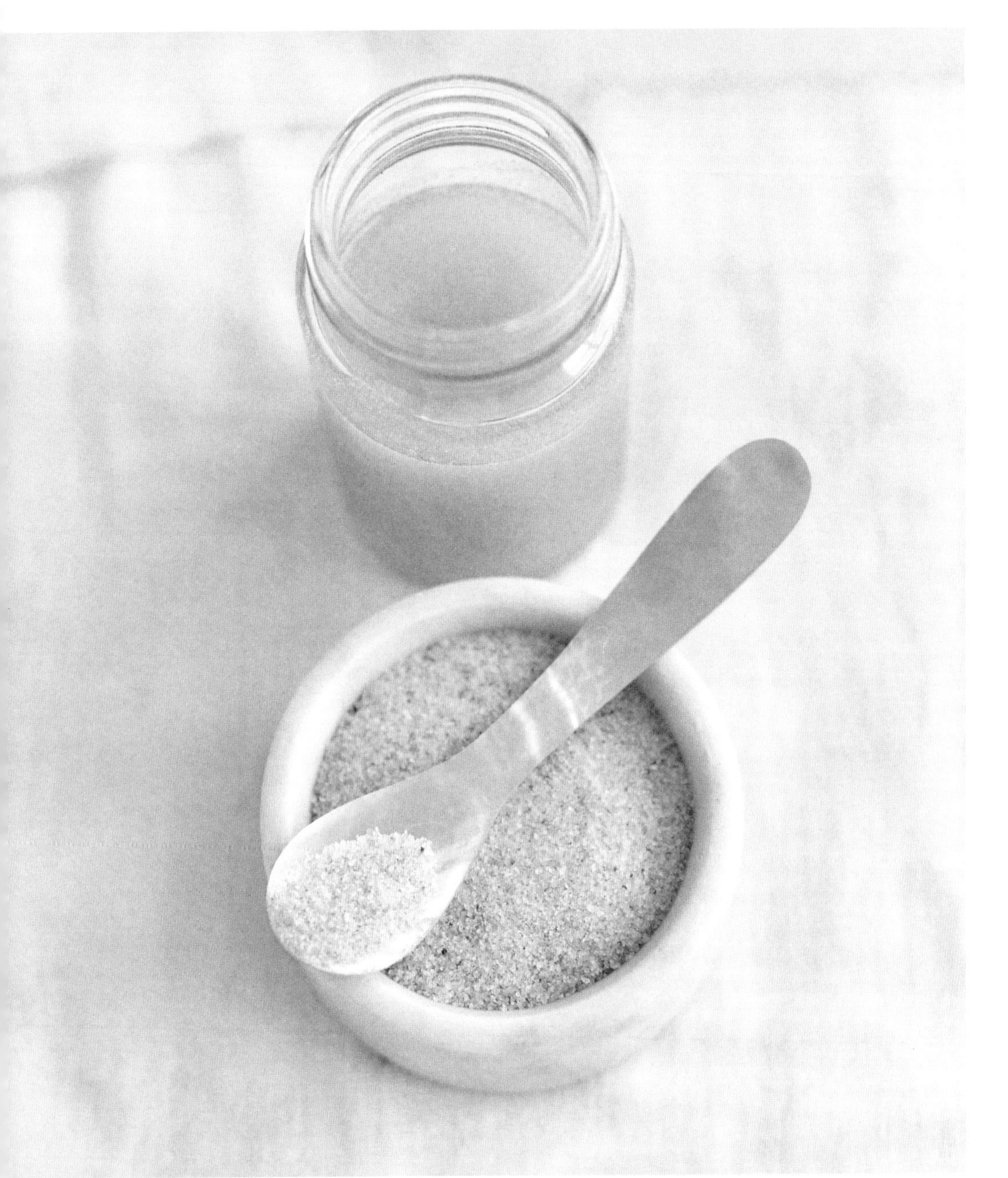

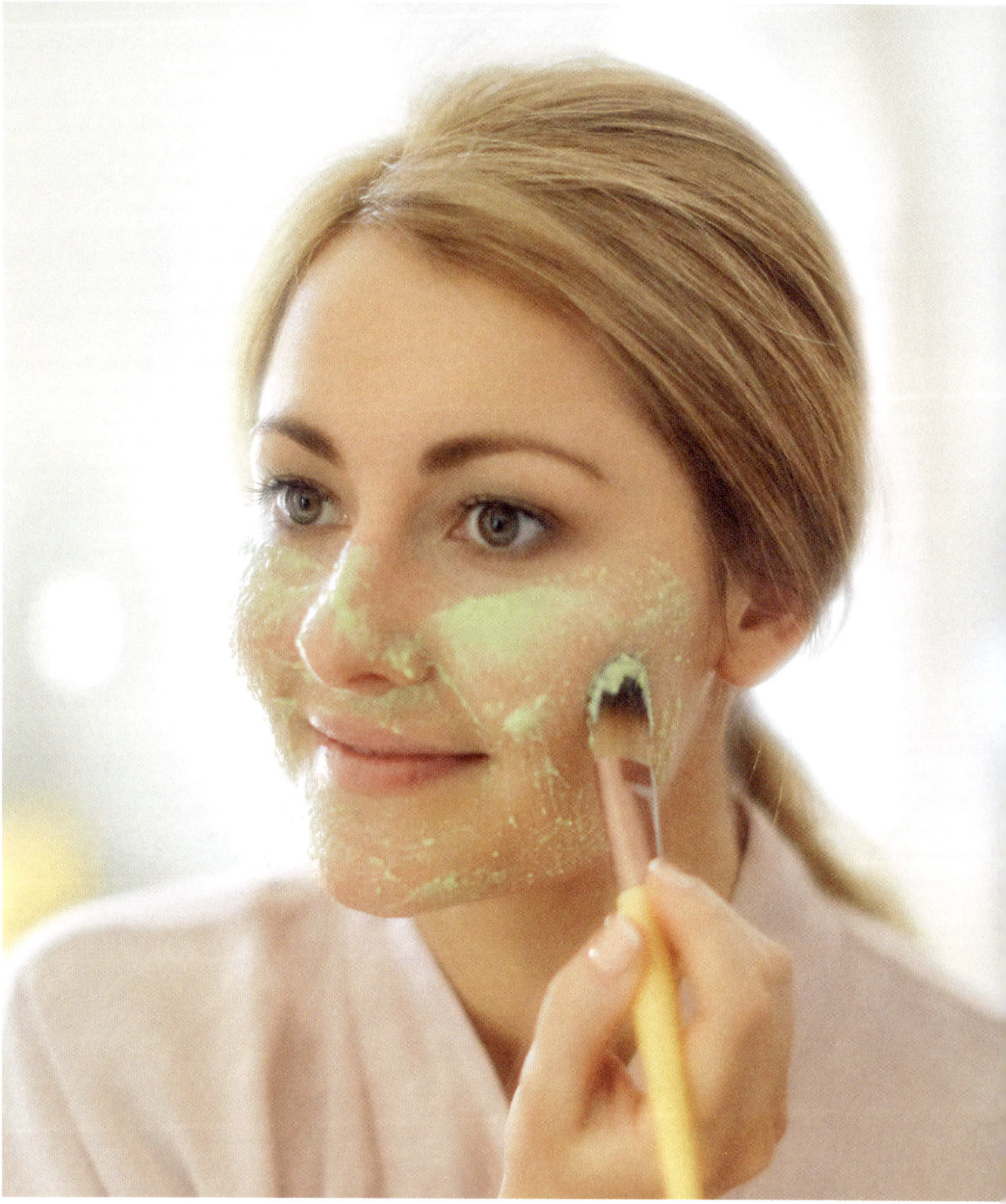

AVOCADO-NACHTKERZEN-GESICHTSMASKE

(für 1 Maske)

> ½ sehr reife, kleine Avocado
> 1 TL Kokosöl, geschmolzen
> 1 TL naturbelassener Joghurt (mit lebenden Kulturen)
> 1 Kapsel Nachtkerzenöl

Avocadofleisch in einer kleinen Rührschüssel mit einem Gabelrücken zerdrücken, Kokosöl und den Joghurt hinzufügen. Die Kapsel mit dem Nachtkerzenöl aufschneiden oder aufbrechen und den Inhalt in die Schüssel drücken. Alles gut durchmischen. Wenn die Mischung sehr klumpig erscheint, kann sie durch ein Sieb gestrichen werden. Abends auf das gereinigte Gesicht und den Hals auftragen, die Augenpartie aussparen, und 20 Minuten einziehen lassen. Mit Wasser und Wattebäuschen entfernen und trocken tupfen.

HONIG-ZITRUS-MASKE FÜR EIN STRAHLENDES GESICHT

(für 1 Maske)

Kokosöl und Honig sind feuchtigkeitsspendende „Kraftwerke" – fügen Sie Orangensaft (mit seinem sehr hohen Gehalt an Vitamin C) hinzu und Sie haben das Rezept für den sofortigen Glow. Nach einer langen Nacht auftragen, um die Anzeichen müder Haut verschwinden zu lassen.

> 1 TL Kokosöl, geschmolzen
> ½ TL Honig
> ½ TL frisch gepresster Orangensaft

Das geschmolzene Kokosöl in eine kleine Rührschüssel gießen und mit Honig und Orangensaft vermischen. Vor dem Auftragen abkühlen lassen. Für die Anwendung die Maske auf Gesicht und Hals verteilen, die Augenpartie aussparen, und 20 Minuten einziehen lassen. Mit warmem Wasser abspülen und die Haut mit einem Handtuch trocken tupfen.

MACA-KAKAO-MASKE FÜR DEN GLOW

(für 1 Maske)

Maca und Kakao sind Superfoods voller Antioxidantien, während Lehm einer der besten Reiniger für Poren ist. Zweimal die Woche verwenden, um fahler, müde aussehender Haut ein Ende zu setzen und die Poren zu verfeinern.

> 2 TL Kokosöl, geschmolzen
> 1 TL Macapulver
> 1 TL Kakaopulver
> 1 TL Bentonitpulver (eine Heilerde)

Kokosöl in eine kleine Rührschüssel gießen. Alle anderen Zutaten unterrühren, bis sich eine Paste bildet. Nach Reinigung und Peeling das Gesicht trocken tupfen und die Maske auf Gesicht und Hals verteilen, dabei die Augenpartie aussparen. Die Maske 15–20 Minuten einwirken lassen. Sanft mit warmem Wasser abspülen.

ANANAS-PEELING-MASKE

(für 1 Maske)

- 1 EL frische Minzeblätter
- 1 reife, sehr kleine Ananas
- 2–3 TL Haferflocken

Für den Minzetee die Minzeblätter in eine Tasse geben, mit kochendem Wasser übergießen und 10 Minuten ziehen lassen. Abseihen und die Flüssigkeit abkühlen lassen. Die Ananas schälen und der Länge nach in Hälften schneiden. Den mittleren, kernigen Teil mit einem Messer oder Löffel entfernen und in einer Küchenmaschine oder einem Mixer pürieren (das Fleisch zum Essen aufbewahren). 2 TL des abgekühlten Minzetees ins Püree einrühren, gut vermischen und so viele Haferflocken hinzufügen, bis eine glatte Paste entsteht. Die Maske auf Gesicht und Hals verteilen, dabei die Augenpartie aussparen, und für etwa 15 Minuten einwirken lassen. Mit Wasser und Wattebäuschen entfernen. Etwas vom restlichen Minzetee auf das Gesicht tupfen und trocknen lassen.

JOGHURT-NACHTKERZEN-MASKE

(für 1 Maske)

- 1 Kapsel Nachtkerzenöl
- 1 Kapsel Vitamin-E-Öl
- 1 EL naturbelassener Joghurt (mit lebenden Kulturen)
- 1 TL Honig
- Etwa ½ TL Bentonitpulver

Die Nachtkerzenöl- und die Vitamin-E-Öl-Kapseln aufschneiden oder aufbrechen und den Inhalt in eine kleine Rührschüssel drücken. Die übrigen Zutaten hinzufügen und gut verrühren. Wenn die Konsistenz zu dünnflüssig ist, noch ein wenig Lehmpulver hinzufügen und erneut verrühren. Gleichmäßig auf das gereinigte Gesicht und den Hals auftragen, die Augenpartie aussparen, und 20 Minuten einziehen lassen. Mit Wasser und Wattebäuschen entfernen und trocken tupfen.

HEISSE-LIEBE-MASKE

(für 1 Maske)

- 7–8 reife Himbeeren
- 1 EL naturbelassener Joghurt (mit lebenden Kulturen)
- 1 EL Honig
- 2 TL Bentonitpulver

Die Himbeeren mit einem Gabelrücken zerdrücken oder in einer kleinen Küchenmaschine oder einem Mixer pürieren. Joghurt, Honig und Bentonitpulver unter das Püree rühren, bis eine dickflüssige Masse entsteht. Auf das gereinigte Gesicht und den Hals auftragen, die Augenpartie aussparen, und 10 Minuten einziehen lassen. Mit Wasser und Wattebäuschen entfernen und trocken tupfen.

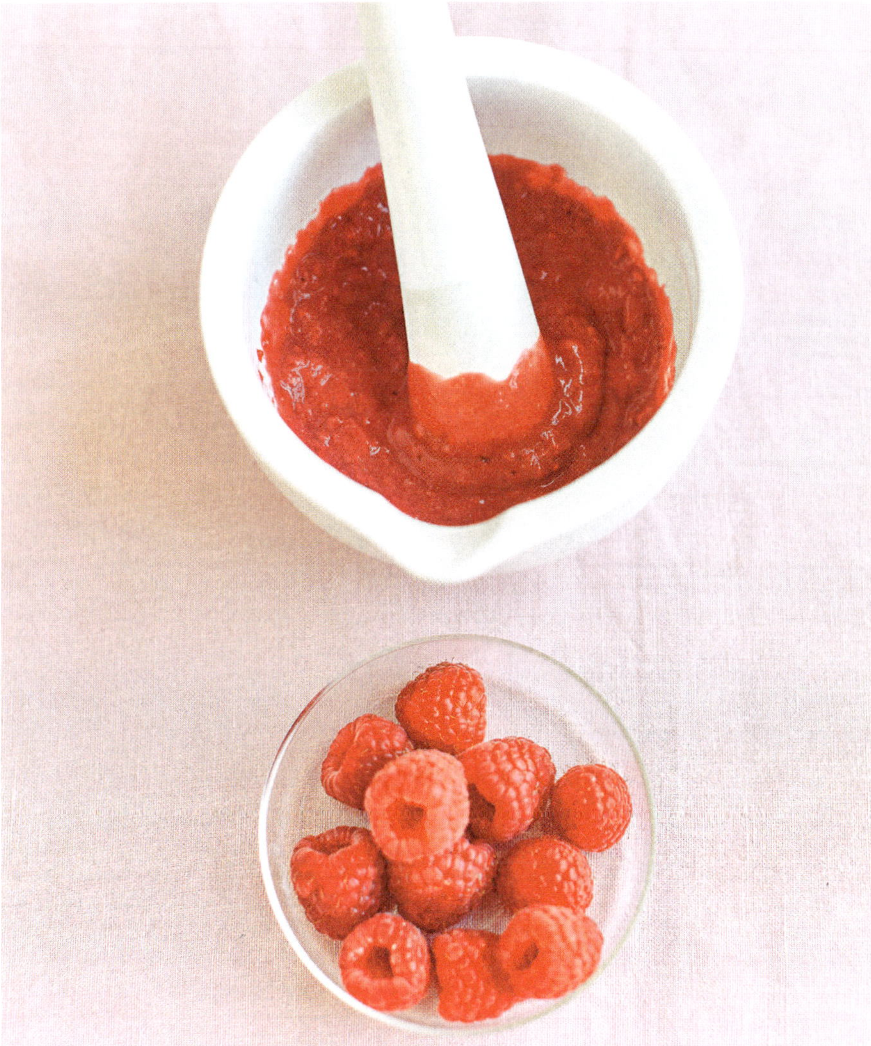

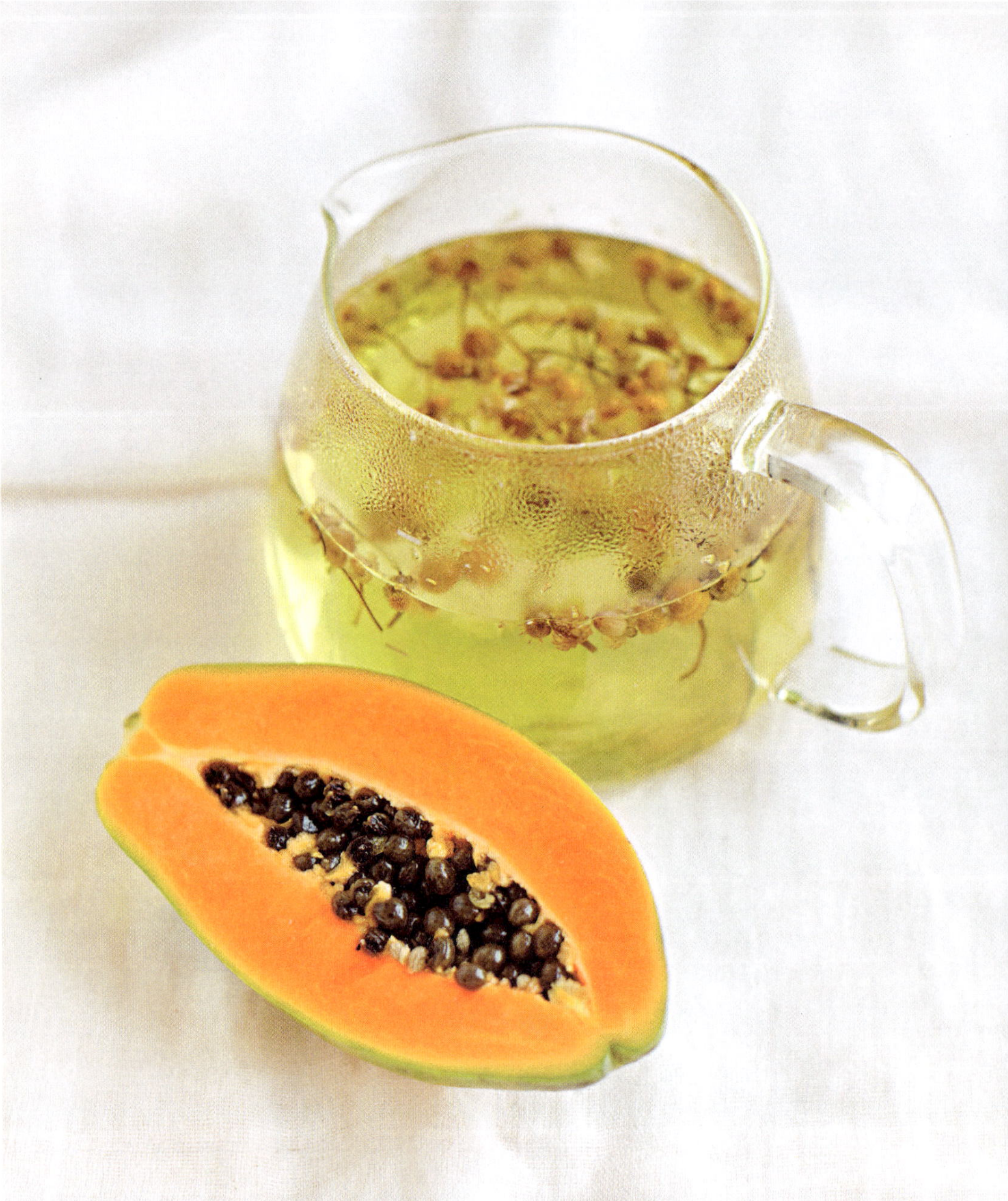

PAPAYA-REINIGUNGSLOTION

(für 1 Maske)

Diese Lotion wirkt toll gegen Mitesser. Verwenden Sie die kleinste Papaya, die Sie finden!

> 1 kleine Papaya
> etwa 250 ml Kamillentee, abgekühlt

Die Papaya schälen, entkernen und das Fleisch in einer Küchenmaschine oder einem Mixer pürieren. Das Püree mit der gleichen Menge Kamillentee gut verrühren. Die Lotion mit Wattebäuschen auf Gesicht und Hals auftragen, dabei die Augenpartie aussparen. 10 Minuten einziehen lassen und mit Wasser abspülen. Etwas vom restlichen Kamillentee oder etwas Rosenwasser auf das Gesicht tupfen und trocknen lassen.

ANTI-SCHÖNHEITSFEHLER-GESICHTSMASKE

(für 1–2 Masken)

Kokosöl und Honig sind antibakteriell. Die Herausforderung hierbei: die Maske nicht vom Gesicht zu lecken lassen Sie sie ihre Arbeit machen!

> 1 EL Kokosöl, geschmolzen
> 1 TL Honig

Das geschmolzene Kokosöl in eine kleine Rührschüssel gießen und den Honig einrühren. Vor dem Verwenden abkühlen lassen. Eine dicke Schicht auf das Gesicht auftragen, die Augenpartie dabei aussparen. 10 Minuten einziehen lassen und dann mit Wasser abspülen.

VITALISIERENDE SPIRULINA-MASKE

(für 1 Maske)

> 1 EL Spirulina-Pulver
> 2 EL weißes oder grünes Lehmpulver
> 1 EL Kokosöl, geschmolzen
> 3 EL Wasser

Spirulina- und Lehmpulver in einer Schüssel vermischen. Das geschmolzene Kokosöl unterrühren. Das Wasser darübergießen und 30 Minuten ziehen lassen (ohne zu rühren), dann gut vermischen, bis eine glatte Paste entsteht. Auf das gereinigte Gesicht und den Hals auftragen, dabei die Augenpartie aussparen, und 20 Minuten einwirken lassen. Dann mit Wasser abwaschen und mit Wattebäuschen trocken tupfen.

BRAUNER-ZUCKER-LIPPENPEELING

(für 3–5 Anwendungen)

Im Winter werden Lippen leicht trocken und rissig. Um eine glatte Oberfläche für den Lippenbalsam zu erhalten – und um sicherzugehen, dass er Wirkung zeigt, statt sich an der abgestorbenen Haut anzuheften –, verwenden Sie dieses Lippenpeeling so oft wie nötig.

> 1 TL Kokosöl
> 1 TL brauner Zucker

Das Kokosöl zu einer Paste zerdrücken und mit dem braunen Zucker vermischen. Großzügig auf die Lippen auftragen, dabei die sandigen Zuckerkörnchen mit kreisförmigen Bewegungen in die Haut einmassieren. Anschließend einfach ablecken!

KOKOSÖL-LIPPENBALSAM

(für 10 Anwendungen)

Kokosöl spendet sehr viel Feuchtigkeit, aber die Tatsache, dass es schmilzt, macht es schwierig, es überallhin mitzunehmen. Durch Hinzufügen von Bienenwachs bleibt es fest – die beiden sind das perfekte feuchtigkeitsspendende Duo!

> 1 EL Kokosöl
> 1 EL Bienenwachs

Eine hitzebeständige Glasschüssel auf einen Kochtopf stellen, der so viel Wasser enthält, dass er den Boden der Schüssel bedeckt. Das feste Kokosöl und das Bienenwachs mit einem Löffel in die Schüssel geben und bei mittlerer Hitze erwärmen, bis die Mischung flüssig wird. Vom Herd nehmen und vor der Anwendung oder dem Abfüllen in einem Gläschen abkühlen lassen.

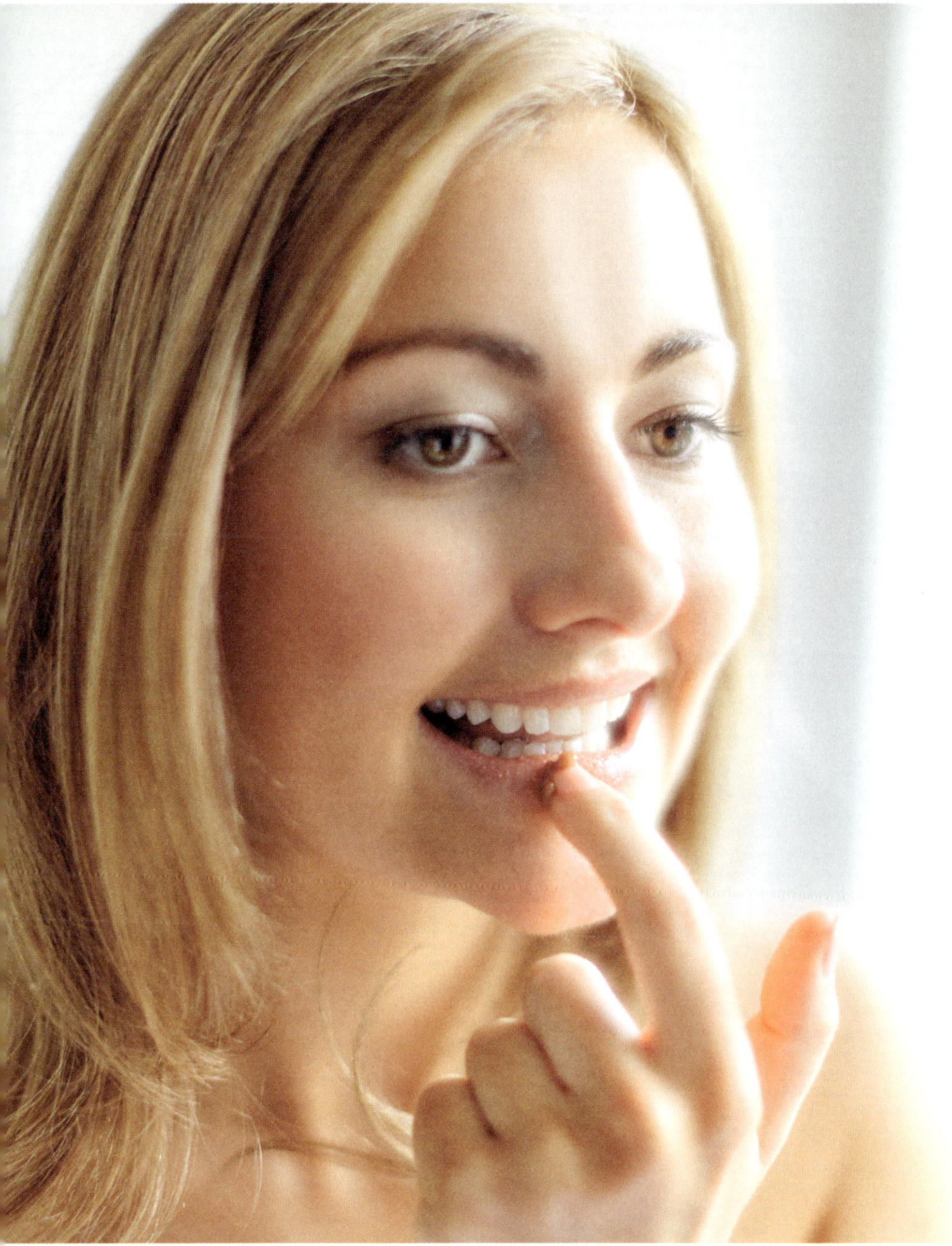

SELBSTGEMACHTE EKZEM-CREME

(für etwa 50 g)

Ekzeme sind Hauterkrankungen, bei denen Hautpartien rau werden und sich entzünden und sich Bläschen bilden, die Juckreiz und Blutungen verursachen. Wir erhalten viele Nachrichten von Menschen, die unter Ekzemen leiden, die uns mitteilen, dass unser rohes Kokosöl geholfen hat, ihre Haut zu beruhigen und zu heilen. Wenn Sie unter Ekzemen leiden, hoffe ich, dass Ihnen diese Creme auch hilft.

> 50 g Kokosöl, geschmolzen
> 1 EL Honig
> 40 Tropfen ätherisches Lavendelöl
> 5–10 Tropfen ätherisches Teebaumöl

Das geschmolzene Kokosöl in eine kleine Rührschüssel geben und Honig und die ätherischen Öle einrühren. Abkühlen lassen, dann die Mischung mit einem Handmixer aufschäumen, bis sie eine ähnliche Konsistenz wie Hautlotion hat. In ein Glasgefäß füllen und bei Raumtemperatur aufbewahren, damit die Creme fest wird.

VERJÜNGENDE NACHTCREME

(für etwa 40 g)

Wenn wir älter werden, wird die äußere Schutzschicht der Haut, die die Schichten darunter mit Wasser gefüllt hält, schwächer, die Haut trocknet aus und Falten werden sichtbarer. Kokosöl alleine fügt der Haut tropfenweise Feuchtigkeit hinzu. Doch für eine noch stärker verjüngende Mischung habe ich Hagebuttenöl und hauterweichendes Vitamin E hinzugefügt. Hagebuttenöl ist zwar teuer (genau genommen das teuerste Produkt in diesem Buch), aber auch eine der anerkanntesten Quellen von antioxidativen Vitaminen und hautnährenden essenziellen Fettsäuren – sie sind wichtig für die Geschmeidigkeit der Haut und für den Schutz gegen freie Radikale, die die Hautalterung beschleunigen. Weniger ist oft mehr: Ich empfehle Ihnen diese Investition.

> 40 g Kokosöl, geschmolzen
> 1 Kapsel Vitamin E
> 2 TL Hagebuttenöl

Das geschmolzene Kokosöl in eine kleine Rührschüssel geben. Die Vitamin-E-Kapsel aufbrechen und den Inhalt mit dem Kokosöl verrühren. Abkühlen lassen und aufs Gesicht auftragen oder in ein Glasgefäß oder eine Flasche abfüllen. Vor dem Schlafengehen ins Gesicht einmassieren, die Augenpartie dabei nicht aussparen.

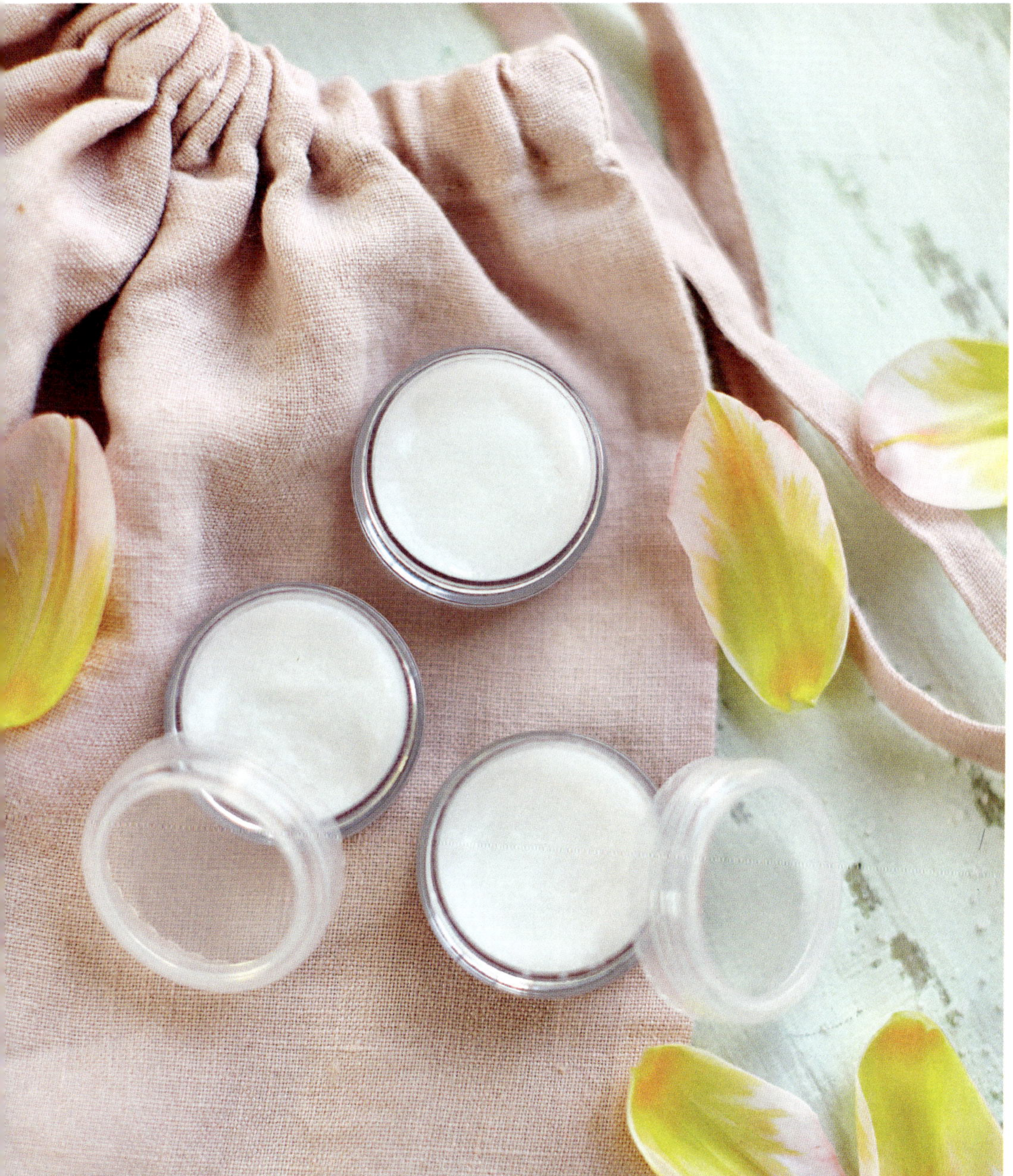

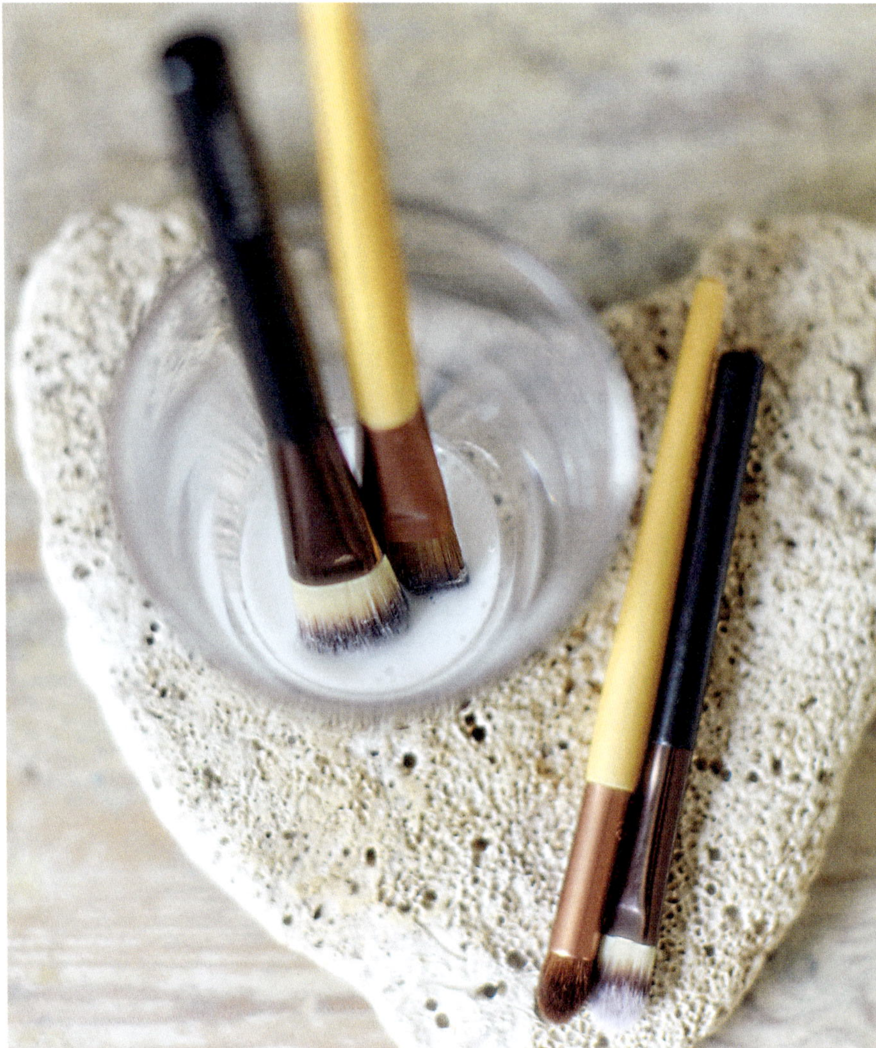

MAKE-UP-PINSEL-REINIGER

(für 1 Anwendung)

Idealerweise sollten Sie Ihre Make-up-Pinsel alle zwei Wochen reinigen, um Öle und abgestorbene Hautzellen zu entfernen, die sich tief in den Borsten befinden. Sie wollen diese ja nicht in Nährböden für Bakterien verwandeln.

> 1 EL Kokosöl, geschmolzen
> 1 EL antibakterielle Seife

Das geschmolzene Kokosöl in eine kleine Rührschüssel geben und die antibakterielle Seife einrühren. Abkühlen lassen und dann in die Borsten der Pinsel einmassieren. Der Bürstenkopf darf dabei nicht nass werden – dies kann dazu führen, dass die Borsten locker werden und ausfallen. Die Pinsel auswaschen und seitlich auf ein Handtuch zum Trocknen legen (wenn man sie senkrecht hinstellt, rinnt das Wasser den Griff hinunter und verursacht Rost).

MAKE-UP-ENTFERNER

(für 1 Anwendung)

Sogar das widerstandsfähigste wasserfeste Make-up hat keine Chance gegen Kokosöl. Es eignet sich hervorragend, um die Wachse Ihrer Make-up-Produkte zu zerstören – und das ohne brennende Augen.

> ½ TL Kokosöl

Das Kokosöl einfach zwischen den Handflächen erwärmen, bis es beginnt, sich zu verflüssigen. Dann in Ihre Haut einmassieren und mit einem feuchten Wattebausch das Öl und das Make-up entfernen. Leichter geht's fast nicht!

NEHMEN SIE KOKOSÖL!

TIPPS FÜR EIN GESÜNDERES ICH

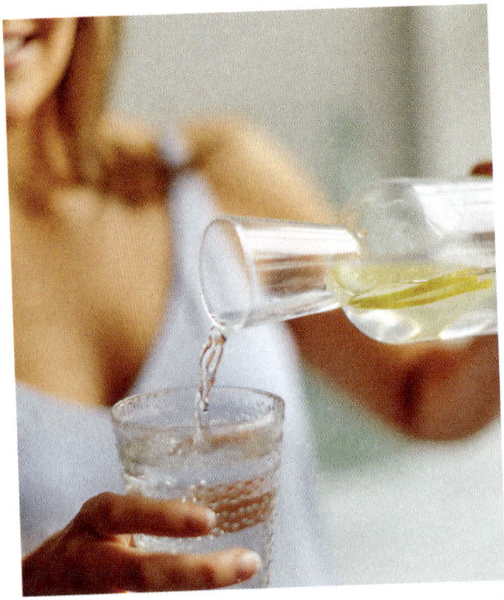

BEGINNEN SIE JEDEN TAG MIT EINEM GLAS WARMEM WASSER MIT ZITRONENSAFT UND FRISCHEM INGWER

Das ist toll, um Ihr Verdauungssystem zu entgiften und angesammelte Abfallprodukte aus Ihrem Körper zu entfernen – deswegen trinke ich es jeden Morgen nach dem Ölziehen (siehe Seite 83). Sie werden vielleicht überrascht sein zu hören, dass Zitronen, obwohl sie sehr säurehaltig sind, bei der Verdauung basisch werden – dies hilft dabei, die pH-Werte des Körpers auszugleichen.

HANDY-HINTERGRUND

Ich finde es wirklich hilfreich, meine Ziele in mein Notizbuch auf dem Handy einzutragen, einen Screenshot zu machen und diesen als mein Hintergrundbild zu nehmen. Zum Beispiel: „Trink 2 Liter Wasser pro Tag" oder „Mach 100 Kniebeugen am Tag" (netter Versuch, Lucy!). Es scheint ein wenig dumm zu klingen, aber bei mir funktioniert es.

FRISCHE LUFT SCHNAPPEN

Das ist nicht nur ein großartiger Weg, um den Geist zu klären und einen natürlichen Glow zu erhalten – es ist auch eine tolle Gelegenheit, eine Freundin zu treffen und auf den neuesten Stand zu kommen, während Sie gemeinsam spazieren gehen oder laufen!

KEIN KOFFEIN NACH DEM ESSEN

Ich habe die Bedeutung von gutem Schlaf für Ihre Haut bereits erwähnt: Das Meiden von Koffein nach dem Essen ist daher ein Muss.

NACH EINEM LANGEN TAG

Nehmen Sie ein 20-minütiges Salzbad (Epsom-, Himalaya oder Totes-Meer-Salz) mit einem Klacks Kokosöl – Ihre Haut und Ihre müden Muskeln werden Sie für das Magnesium lieben.

MAHLZEITEN VORBEREITEN UND PLANEN

In einem stressigen Leben ist Organisation ein Muss. Das Planen und Vorbereiten von Mahlzeiten im Vorhinein können wirklich einen Unterschied für Ihren gesunden Lebensstil bedeuten und Sie davon abhalten, Junk Food in sich hineinzustopfen, wenn Sie hungrig sind.

SICH MIT GEMÜSE EINDECKEN

Ihr Teller kann nie zu voll mit Gemüse sein. Nicht nur die Farben sind schön anzusehen; es ist auch sehr nährstoffreich. Daher: Decken Sie sich mit saisonalem Gemüse ein – Ihre Haut wird es lieben!

ETIKETTEN LESEN

Lesen Sie immer die Etiketten, damit Sie wissen, was Sie essen oder auf Ihre Haut auftragen. Es ist wahr: „Du bist, was du isst."

HYDRIERT ZU BLEIBEN IST WICHTIG … ABER ES IST WICHTIGER, ES RICHTIG ZU MACHEN

Trinken Sie viel Wasser, und wenn Sie es ein wenig aufpeppen wollen, empfehle ich, zuckerhaltige Getränke gegen Wasser mit Früchten einzutauschen. Oder wie wäre es, wenn Sie einen meiner Lieblinge aus Ingwer, Zitrone, Minze, Orange oder Ananas probieren?

GESUNDE SNACKS SELBST MACHEN

Viele von uns essen Snacks, vor allem, wenn das Verlangen nach Zucker eintritt. Eigene Snacks zuzubereiten ist nicht nur erfüllend und ein Erfolgserlebnis, es bedeutet auch, dass Sie Ihren Körper mit gesunden, nährstoffreichen Zutaten versorgen können. Ihre Haut wird es Ihnen danken!

GENIESSEN SIE IHR ESSEN

Verdauung ist der Schlüssel zu einem gesunden Darm, was sich oft an Ihrer Haut zeigen kann. Helfen Sie daher Ihrem Darm, indem Sie sich während den Mahlzeiten hinsetzen und sich dafür Zeit nehmen. Denn Essen ist dazu da, um genossen zu werden.

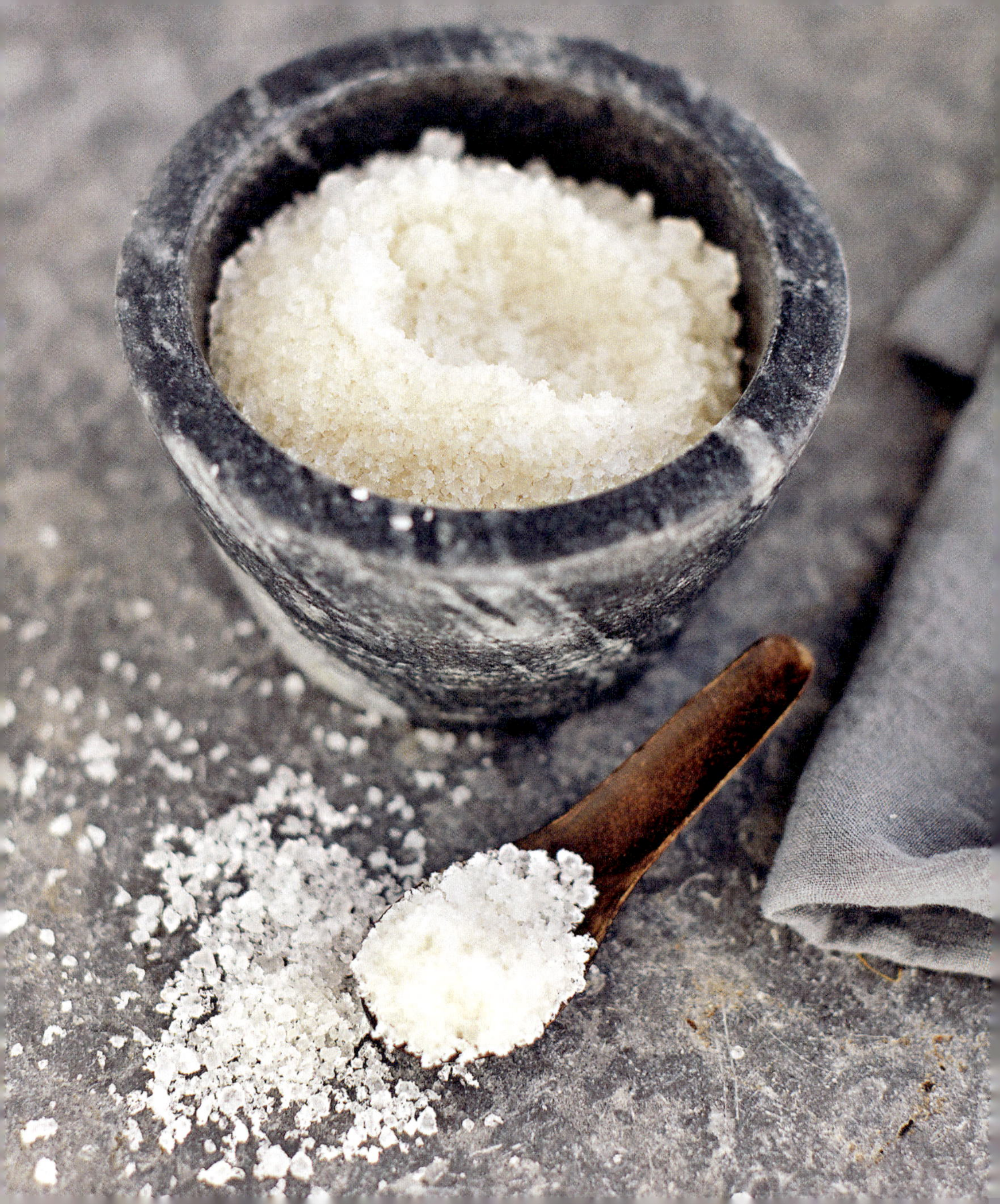

FÜR DEN KÖRPER

VERWÖHNENDES KÖRPERPEELING

(für 150 g)

Körperpeelings entfernen abgestorbene Hautzellen auf der Hautoberfläche und lassen die Haut strahlender aussehen. Sie kurbeln auch die Blutzirkulation an, durch die Wasseransammlungen und Gifte abfließen. Kokosöl und Honig wirken hier wie Emulgatoren, während das Epsom-Salz die Hautoberfläche poliert und vor Irritationen schützt.

> 100 g Kokosöl
> 2 EL Honig
> 50 g Epsom-Salz
> 10 Tropfen ätherisches Öl – wie Rosengeranie + Patschuli, Lavendel + Kamille (optional)

Kokosöl in einer mittelgroßen Rührschüssel zerdrücken, bis es weich ist, dann den Honig einrühren. Epsom-Salz und ätherisches Öl (nach Belieben) hinzufügen. Rühren, bis eine weiche Masse entsteht, dann in einem kleinen Glasgefäß aufbewahren.

ZUM AUSPROBIEREN! >>>

Steigen Sie in die Dusche und massieren Sie 30–60 Sekunden lang eine murmelgroße Portion Peeling auf Ihrem ganzen Körper ein, bevor Sie das Wasser anstellen (auch zwischen Ihren Fingern). Vermeiden Sie sensible Bereiche oder verletzte Hautstellen. Duschen Sie wie gewohnt und tupfen Sie die Haut trocken. Ein- bis zweimal wöchentlich wiederholen.

ANTI-CELLULITE-KAFFEE-PEELING

(für 150 g)

Jeder von uns kann unter diesen verräterischen Vertiefungen auf Oberschenkel, Po und Bauch leiden, sogar Models und Stars. Cellulite entsteht jedoch nicht durch Fett, sondern durch die Septen – Bindegewebsstränge, die die Gewebeschichten unter der Haut verbinden. Leider verlaufen sie bei Frauen im rechten Winkel, weswegen Fett durch die Stränge hervortritt (wie bei einem engen Netzstrumpf). Alter und Gene spielen ebenso eine Rolle. Cellulite kann man nicht gänzlich loswerden, aber durch dieses Peeling lässt sich das Auftreten zumindest verbessern. Koffein ist eine der besten Waffen gegen Cellulite, weil es die Haut strafft. Hier wird gemahlener Kaffee mit Kokosöl und etwas Himalaya-Salz kombiniert – das setzt Lymphe und Blut in Bewegung, sodass mehr Flüssigkeit abfließen kann.

> 40 g gemahlener Bio-Kaffee
> 3 EL Himalaya-Salz
> ½ EL Zimtpulver (optional, für den Duft)
> 100 g Kokosöl, geschmolzen

Kaffee, Salz und Zimt (nach Belieben) in einer Rührschüssel vermischen. Das geschmolzene Kokosöl hinzufügen und gut verrühren. Abkühlen lassen und auf die Haut auftragen oder in ein Glasgefäß abfüllen.

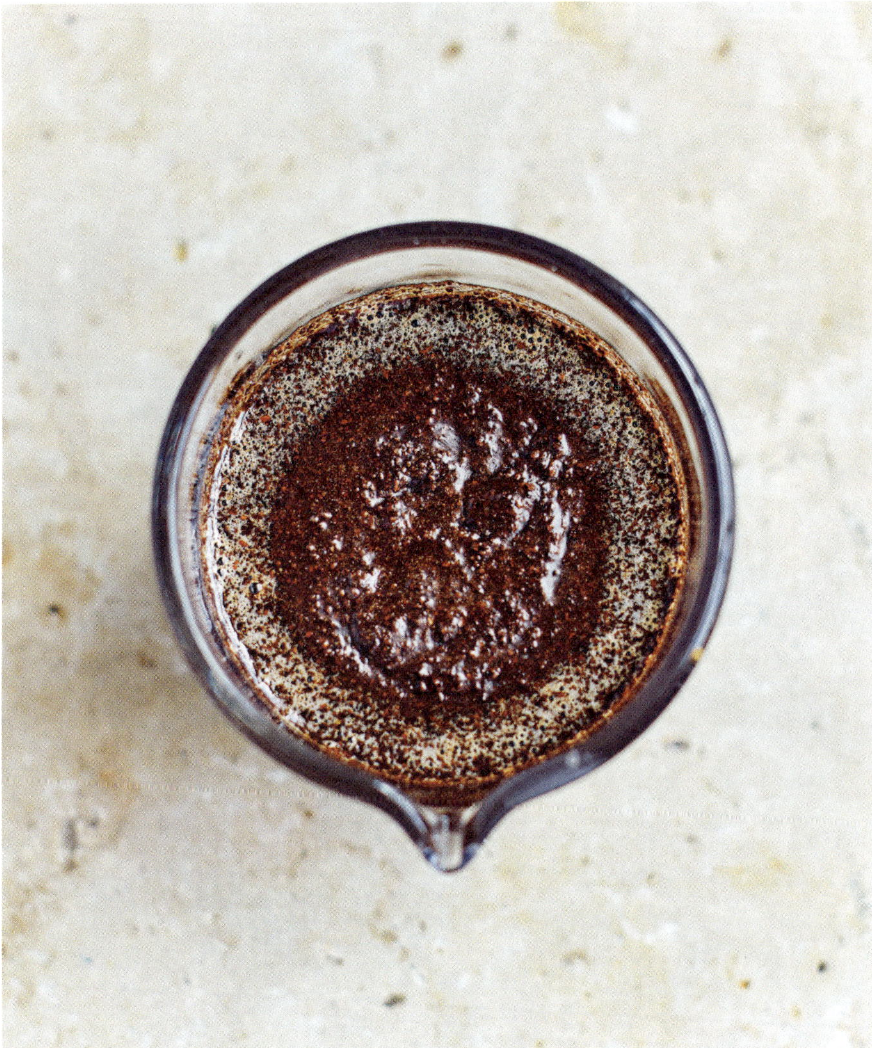

WOHLTUENDES MASSAGEÖL

(für 1 Anwendung)

Die meisten Wellness-Massageöle haben entweder Kokos- oder Jojobaöl als Basis. Bei der nächsten Massage machen Sie Ihr Öl am besten selbst. Kokosöl ist ein toller Träger für ätherische Öle.

> 20 g Kokosöl, geschmolzen
> 5–10 Tropfen ätherisches Lavendel- oder Rosenöl

Das geschmolzene Kokosöl in eine kleine Rührschüssel geben. Ätherisches Lavendel- oder Rosenöl für eine wohltuende Massage-Mischung hinzufügen. Auf die Haut auftragen und Reste in einem Glas aufbewahren.

POST-WORKOUT-KÖRPERÖL

(für 1 Anwendung)

Eukalyptus ist entzündungshemmend – optimal, um Muskeln nach einem gründlichen Workout zu entlasten. Das Öl nach der Dusche dick auf die feuchte Haut auftragen.

> 20 g Kokosöl, geschmolzen
> 5–10 Tropfen ätherisches Eukalyptusöl

Das geschmolzene Kokosöl in eine kleine Rührschüssel geben. Das ätherische Eukalyptusöl für eine belebende Massage-Mischung hinzufügen. Auf die Haut auftragen und Reste in einem Glas aufbewahren.

ES WIRD SIE BESTIMMT NERVEN,
DAS VON MIR ZU HÖREN, ABER:
WENIGER IST MEHR!

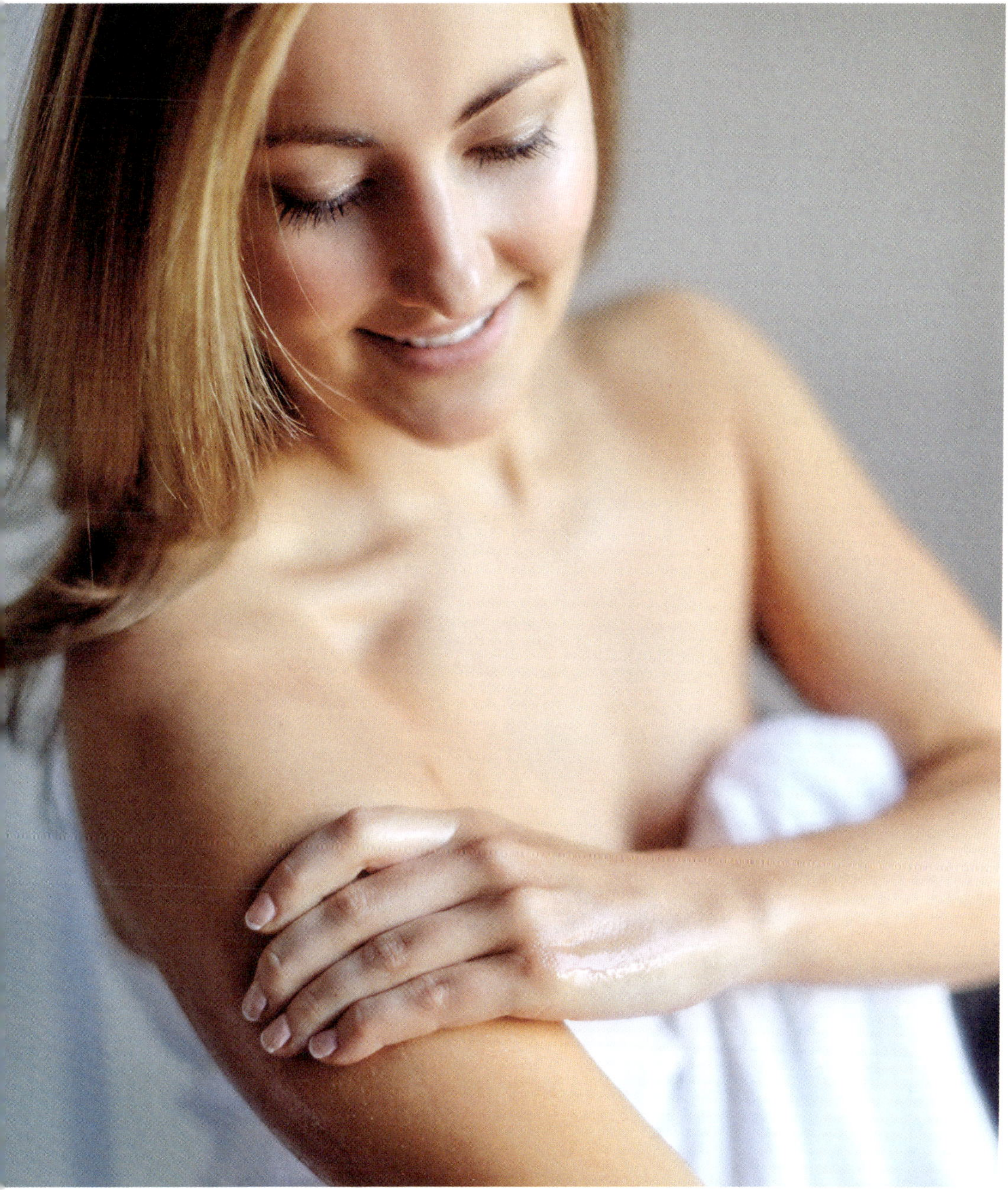

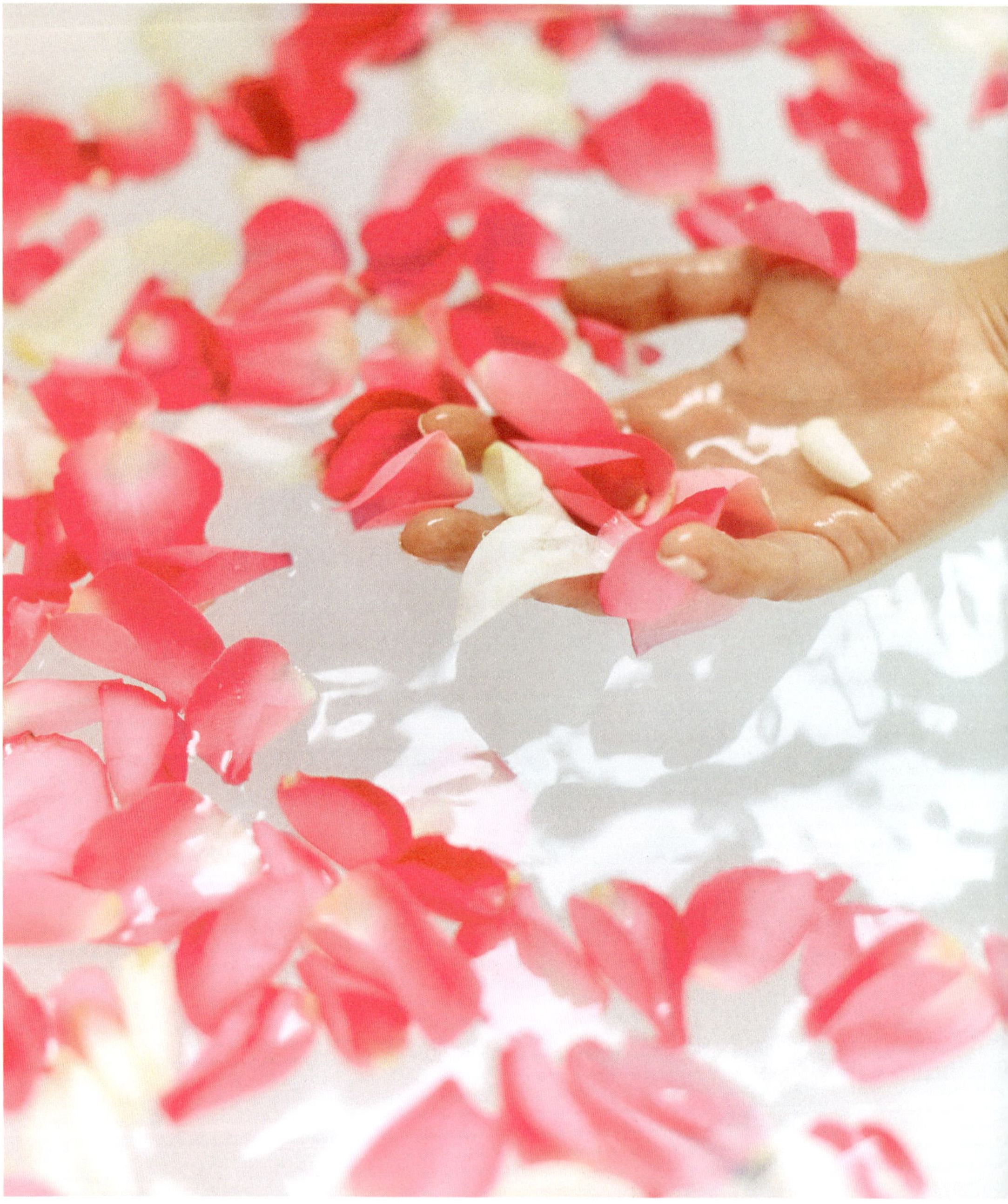

REVITALISIERENDES BAD

(für 1 Bad)

Am liebsten verwende ich Totes-Meer-Salze für ein langes, warmes Bad. Mit flackerndem Kerzenlicht und einem guten Buch ergibt dies die perfekte Dosis an Genuss. Das Kalium in diesen Salzen hilft, die Feuchtigkeit der Haut auszugleichen, die Bromide entspannen die Muskeln und das Magnesium sorgt für besseren Schlaf. Eine Win-win-Situation!

- 1 EL Kokosöl, geschmolzen
- 250 g Totes-Meer-Salz
- 10 Tropfen ätherisches Rosen- oder Lavendelöl
- ein paar Handvoll frische Rosenblätter (optional)

Nach einem stressigen Tag ein warmes Bad einlassen und die Zutaten in das Badewasser geben. Zurücklehnen und 15–20 Minuten lang entspannen, damit die Mineralien aufgenommen werden können. Vorsicht beim Heraussteigen aus der Badewanne, der Boden könnte rutschig sein.

DETOX-BAD

(für 1 Bad)

Vielen von uns mangelt es an Magnesium; teilweise, wegen der landwirtschaftlichen Techniken, die im Laufe der Zeit die Nährstoffe im Boden beeinträchtigt haben, aber auch aufgrund schlechter Entscheidungen bei unserer Ernährung. Gibt es einen besseren Weg, dieses wertvolle Mineral aufzufüllen, als mithilfe eines komfortablen Bades mit Bittersalzen? Ihre Haut wird das Magnesium auf natürliche Art und Weise aufnehmen, Giftstoffe werden ausgeschieden und müde Muskeln entspannt. Zitronen sind seit Langem dafür bekannt, das Lymphsystem freizumachen – die Hauptroute, über die überschüssiges Wasser und Giftstoffe aus dem Körper ausgeschieden werden.

- 1 TL Kokosöl, geschmolzen
- 250 g Epsom-Salz
- 5 Tropfen ätherisches Zitronenöl
- 5 Tropfen ätherisches Eukalyptusöl

Nach einem stressigen Tag ein warmes Bad einlassen und die Zutaten in das Badewasser geben. Zurücklehnen und 15–20 Minuten lang entspannen, damit die Mineralien aufgenommen werden können. Vorsicht beim Heraussteigen aus der Badewanne, der Boden könnte rutschig sein.

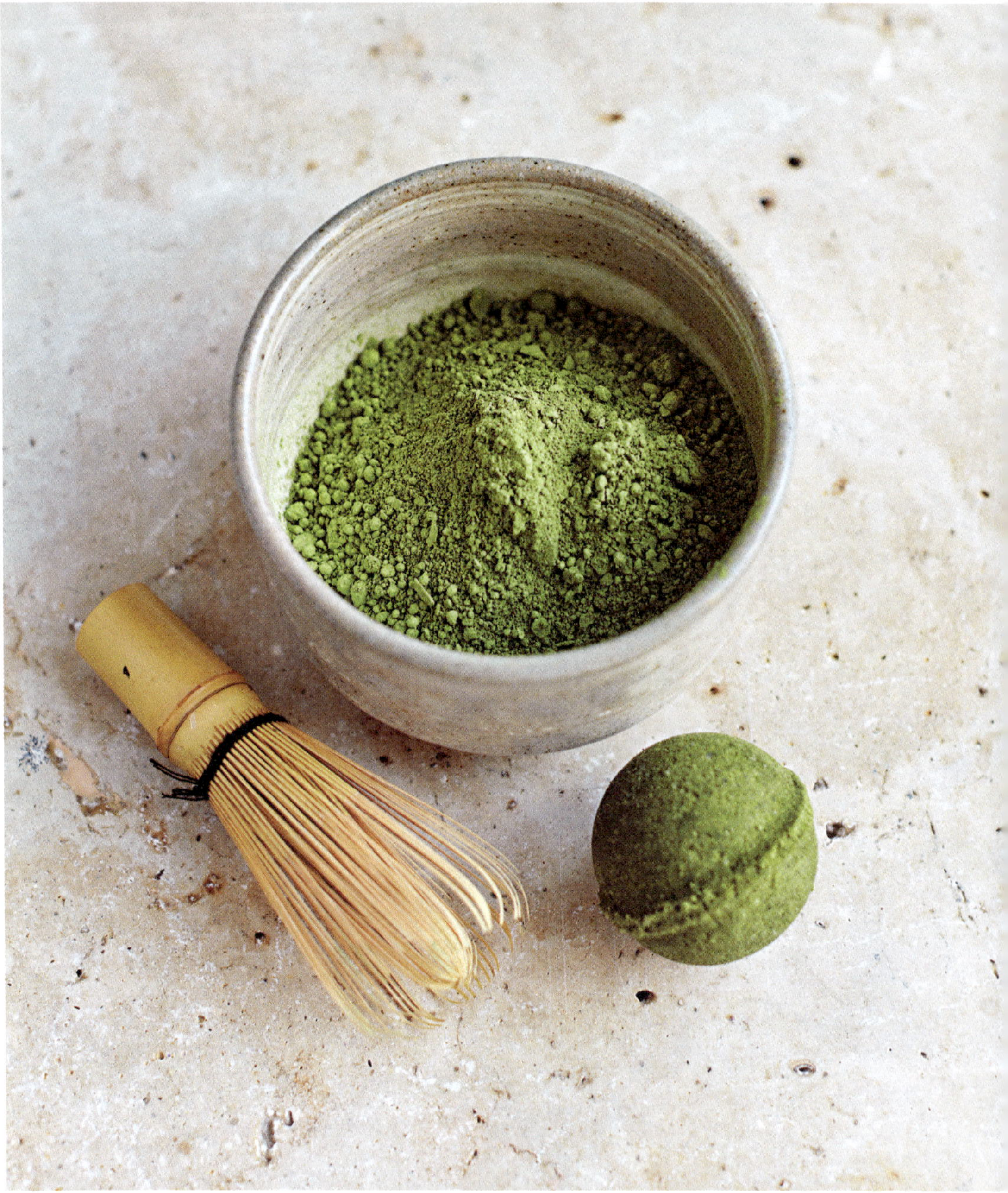

BADEBOMBEN AUS GRÜNEM TEE

(für 6 Bomben)

Grüner Tee liefert der Haut als Badebombe essenzielle Nährstoffe, Kokosöl hydriert und Zitronenöl reinigt und sorgt für einen anregenden Duft. Passen Sie bei der Verwendung von Zitronensäure auf und vermeiden Sie beim Abmessen Kontakt mit Haut und Augen, denn dies kann Brennen und Reizungen erzeugen. Wenn Sie tief in die Tasche greifen wollen, können Sie auch Matcha-Grüntee-Pulver verwenden, das reich an Antioxidantien und magnesiumreichem Chlorophyll (verantwortlich für die grüne Farbe) ist.

> 4 EL Kokosöl, geschmolzen
> 240 g Natriumhydrogencarbonat (Natron)
> 120 g Zitronensäure
> 5 EL Grüntee-Pulver
> 5 Tropfen ätherisches Zitronenöl

Das Kokosöl in eine kleine Rührschüssel geben, Natron und Zitronensäure (Hautkontakt vermeiden) hinzufügen. Das Grüntee-Pulver löffelweise unter ständigem Rühren beimengen, dann das ätherische Zitronenöl hinzugeben. Die Mischung abkühlen lassen und in sechs Badebomben-Formen oder einen Eiswürfelbehälter aus Silikon füllen. 1 Stunde im Kühlschrank hart werden lassen, dann die Badebomben aus den Formen drücken.

HONIG-LAVENDEL-BADETABS

(für 6 Tabs)

Es ist bewiesen, dass Lavendel Stress mindert, die Herzfrequenz senkt und die Nerven beruhigt. Was wäre also besser, als nach einem stressigen Tag ein warmes Bad darin zu nehmen? Wir haben Honig und Kokosöl hinzugefügt, damit sich Ihre Haut von Kopf bis Fuß seidig weich anfühlt.

> 1 EL Kokosöl
> 50 g Sheabutter
> 1 EL Honig
> 10–20 Tropfen ätherisches Lavendelöl
> 1 EL getrocknete Lavendelknospen

Kokosöl und Sheabutter gemeinsam schmelzen (siehe Seite 30), bis eine halbdurchsichtige Flüssigkeit entsteht. Vom Herd nehmen und in eine kleine Rührschüssel geben. Honig, Lavendelöl und Lavendelknospen einrühren. Abkühlen lassen und in sechs Formen eines Eiswürfelbehälters füllen. 1 Stunde im Kühlschrank hart werden lassen, dann die Badetabs aus den Formen drücken.

SPEZIELLE BADEBOMBEN-FORMEN KANN MAN IN VIELEN FORMEN UND GRÖSSEN ONLINE KAUFEN.

CREMIGE KOKOSNUSS-KÖRPERBUTTER

(für etwa 250 g)

Wenn Sie die feuchtigkeitsspendenden Eigenschaften von Kokosöl lieben, aber die leichte, streichfähige Textur von normaler Körperbutter vermissen, versuchen Sie, das Kokosöl mit einem Handmixer schaumig zu schlagen.

> 50 g Kokosöl
> 125 g Sheabutter
> 50 g Olivenöl
> 5–10 Tropfen ätherisches Lavendelöl

Das Kokosöl und die Sheabutter gemeinsam mit dem Olivenöl schmelzen (siehe Seite 30), bis eine halbdurchsichtige Flüssigkeit entsteht. Vom Herd nehmen und im Kühlschrank abkühlen lassen, bis die Mischung weiß und fest wird. Dann das Gemisch mit einem Handmixer verrühren, bis es eine schaumige Konsistenz annimmt. Das Lavendelöl hinzufügen und gut verrühren. In ein Glasgefäß füllen und für 1 Stunde in den Kühlschrank stellen.

ZUM AUSPROBIEREN! >>>
Wenn Ihre Haut sehr trocken ist, tragen Sie Körperbutter auf die feuchte Haut auf – direkt nach einer Dusche oder einem Bad, wenn die Poren noch geöffnet sind. Dermatologen sind sich einig, dass die Wassertropfen auf der Haut und der Dampf im Badezimmer dafür sorgen, dass die Stoffe noch tiefer in die Haut eindringen können.

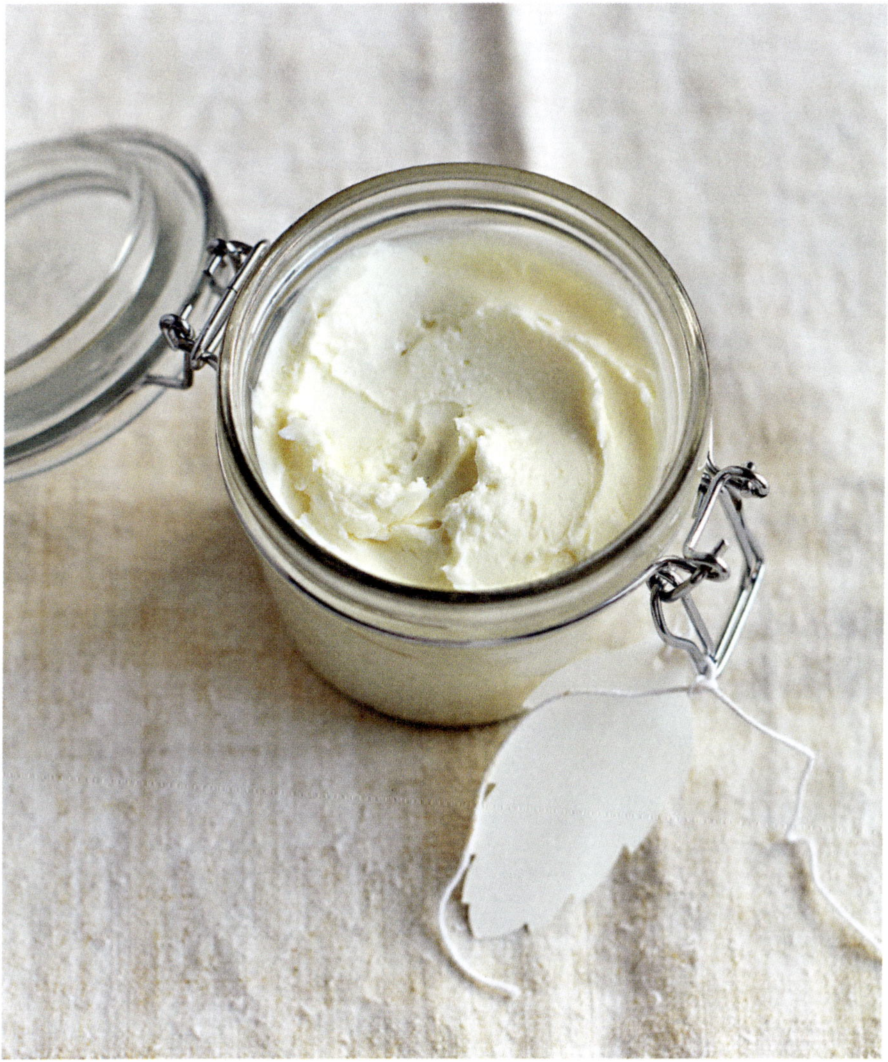

KOKOSÖL-RASIERSCHAUM

Von all den im Bad benötigten Accessoires sollte Rasierschaum das Letzte sein, wofür Sie viel Geld ausgeben. Kokosöl ist eine billige, chemikalienfreie Alternative.

Etwa 15 g geschmolzenes Kokosöl auf die Haut auftragen und gleich mit der Rasur beginnen. Zusätzlich zu einer gründlicheren Rasur werden Ihre Beine und Achseln weich und hydratisiert.

NEHMEN SIE KOKOSÖL!

DEODORANT

Ja, es gibt so etwas wie ein natürliches Deo, das wirklich funktioniert! Mit einem Löffel eine fingerhutgroße Menge Kokosöl entnehmen und unter den Achseln verstreichen.

NEHMEN SIE KOKOSÖL!

AFTER-SUN-LOTION

(für 1 x 50 g)

Der Schlüssel für die Behandlung von Sonnenbrand ist, die Haut so schnell wie möglich zu rehydrieren. Das unterstützt durch viel Feuchtigkeit die Heilung der Haut und schützt vor weiteren Schäden.

> 50 g Kokosöl, geschmolzen
> 5 Tropfen ätherisches Lavendelöl

Das geschmolzene Kokosöl in eine kleine Rührschüssel geben und das Lavendelöl einrühren. Abkühlen lassen und auf die Haut auftragen oder in Glasflaschen oder -gefäße abfüllen.

FÜLLEN SIE EINE KLEINE MENGE KOKOSÖL IN EIN KLEINES GEFÄSS ZUM MITNEHMEN AB. WENN SIE AN EINEN HEISSEN ORT FAHREN, MÜSSEN SIE DAS ÖL NICHT EINMAL SCHMELZEN!

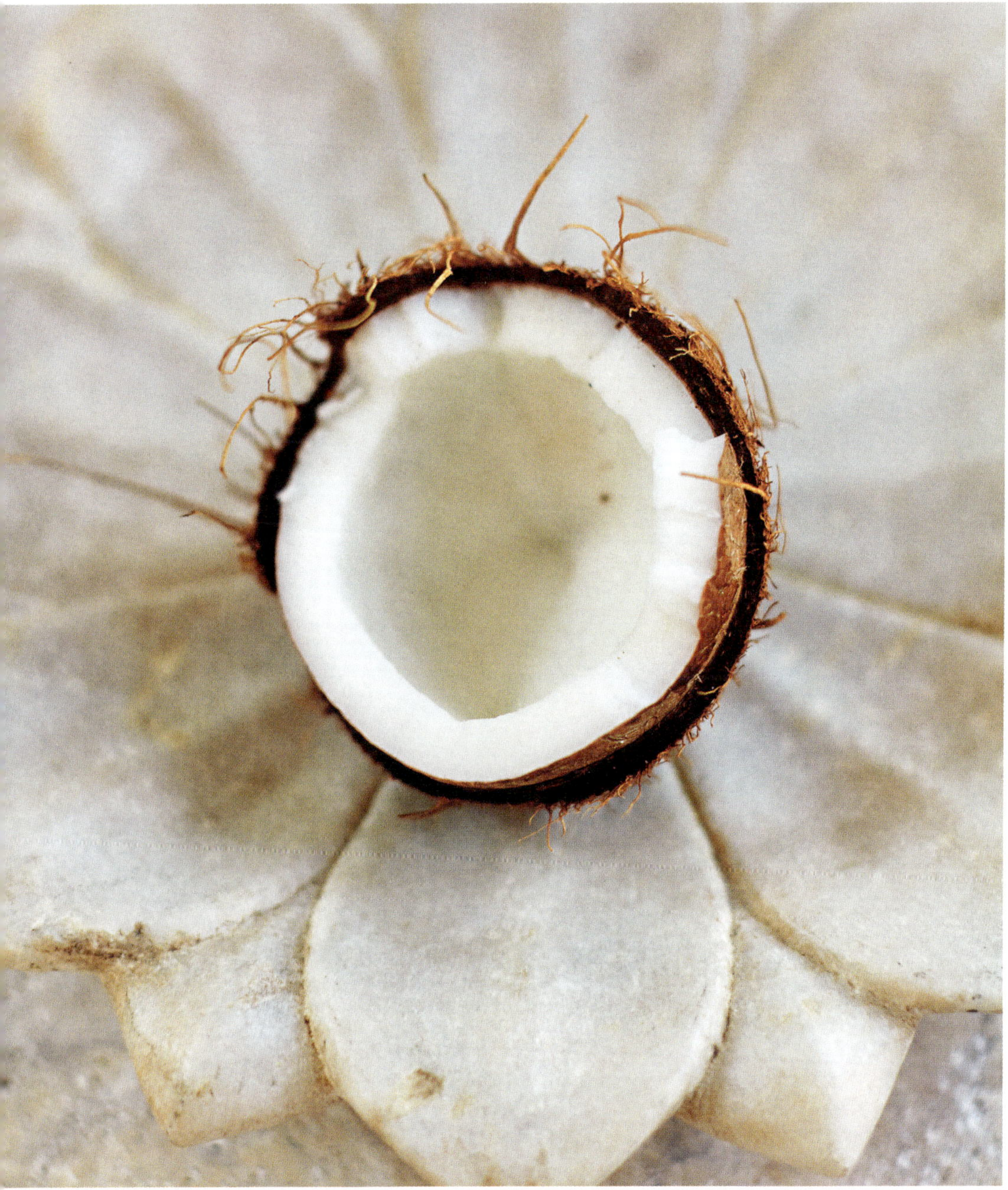

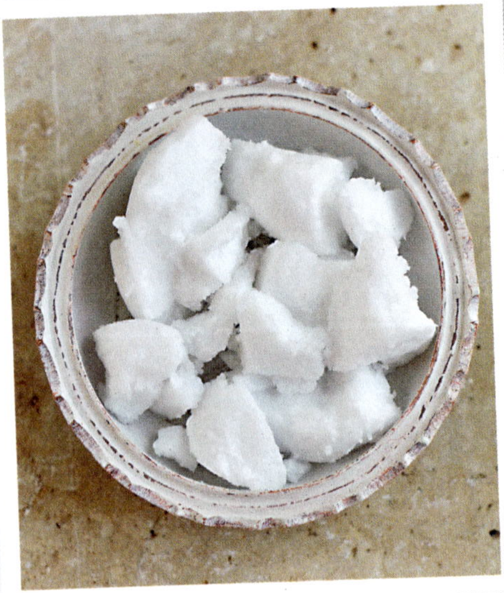

DEHNUNGSSTREIFEN-CREME

(für 5 Anwendungen)

Werdende Mütter sollten ein Glas Kokosöl zur Hand haben, um Dehnungsstreifen zu verhindern. Kokosöl setzt sich hauptsächlich aus Fettsäuren zusammen, die das Wasser in der Haut festhalten, um sie zu hydratisieren – das ist notwendig, wenn sich Ihr Bauch dehnt und die Haut trockener wird. Jasminöl sollte während der Schwangerschaft gemieden werden, weil es ein starkes Aromatherapie-Öl ist; aber nach der Geburt können ein paar Tropfen zum Kokosöl hinzugefügt werden, um seine Wirkung noch zu verbessern. Jasminöl ist ein „Vernarber", es hilft also dabei, Narben, die als Folge von Dehnungsstreifen auftreten, verblassen zu lassen.

> 2 EL Kokosöl
> 2 EL Sheabutter
> 3–4 Tropfen ätherisches Jasminöl (optional)

Das Kokosöl und die Sheabutter gemeinsam schmelzen, bis eine Flüssigkeit entsteht (siehe Seite 30). Vom Herd nehmen und in eine kleine Rührschüssel geben. Das Jasminöl einrühren (nach Belieben). Abkühlen lassen und auf die Haut auftragen oder in Glasflaschen oder -gefäße abfüllen.

BABY-MASSAGEÖL

(für 1 Anwendung)

Eine Massage ist ein liebevoller Weg, um die Bindung zwischen Mutter und Kind zu stärken, und hilft dem Baby dabei, vor dem Schlafengehen zu entspannen – deswegen enthält die Mischung Lavendelöl.

> 10 g Kokosöl, geschmolzen
> 2 Tropfen ätherisches Lavendelöl (optional)

Kokosöl in eine kleine Rührschüssel geben und Lavendelöl (nach Belieben) einrühren. Abkühlen lassen und auf die Haut auftragen oder in einen Glasbehälter abfüllen. 1 TL davon sanft auf der Haut des Babys verreiben, bei den Beinen beginnend. Bei Brust und Bauch beide Hände flach auf die Körpermitte legen und mit den Fingerspitzen die Mischung in kleinen Kreisen nach außen verteilen.

WINDELAUSSCHLAG-CREME

Ausschläge durch Windeln entstehen, wenn die Windel gegen die Haut des Babys reibt, und auch durch Feuchttücher mit Alkohol. Nehmen Sie reines Kokosöl, das roh, biologisch und natürlich ist: das Beste für die Haut der Kleinen.

1 TL Kokosöl zwischen den Fingerspitzen erwärmen und auf den roten Stellen auf dem Popo des Babys verstreichen.

NEHMEN SIE KOKOSÖL!

MILCHSCHORF-BEHANDLUNG

(für 1 Anwendung)

Michschorf ist eine harmlose, nicht infektiöse Hautirritation bei Babys und Kleinkindern; eine Form von Dermatitis, die normalerweise von selbst verschwindet. Er taucht vor allem in Form von schuppiger Haut auf der Kopfhaut auf und kann gelb oder braun sein. Kokosöl kann als natürliche Behandlungsmöglichkeit für Milchschorf eingesetzt werden, weil es antibakteriell ist und die Haut hydriert. Die Laurinsäure im Öl ist ebenso antimykotisch.

1 TL Kokosöl auf dem Kopf des Babys verteilen und 20 Minuten einwirken lassen. Mit einem milden Shampoo abspülen und das Haar sanft kämmen, um die losen Flöckchen zu entfernen.

NEHMEN SIE KOKOSÖL!

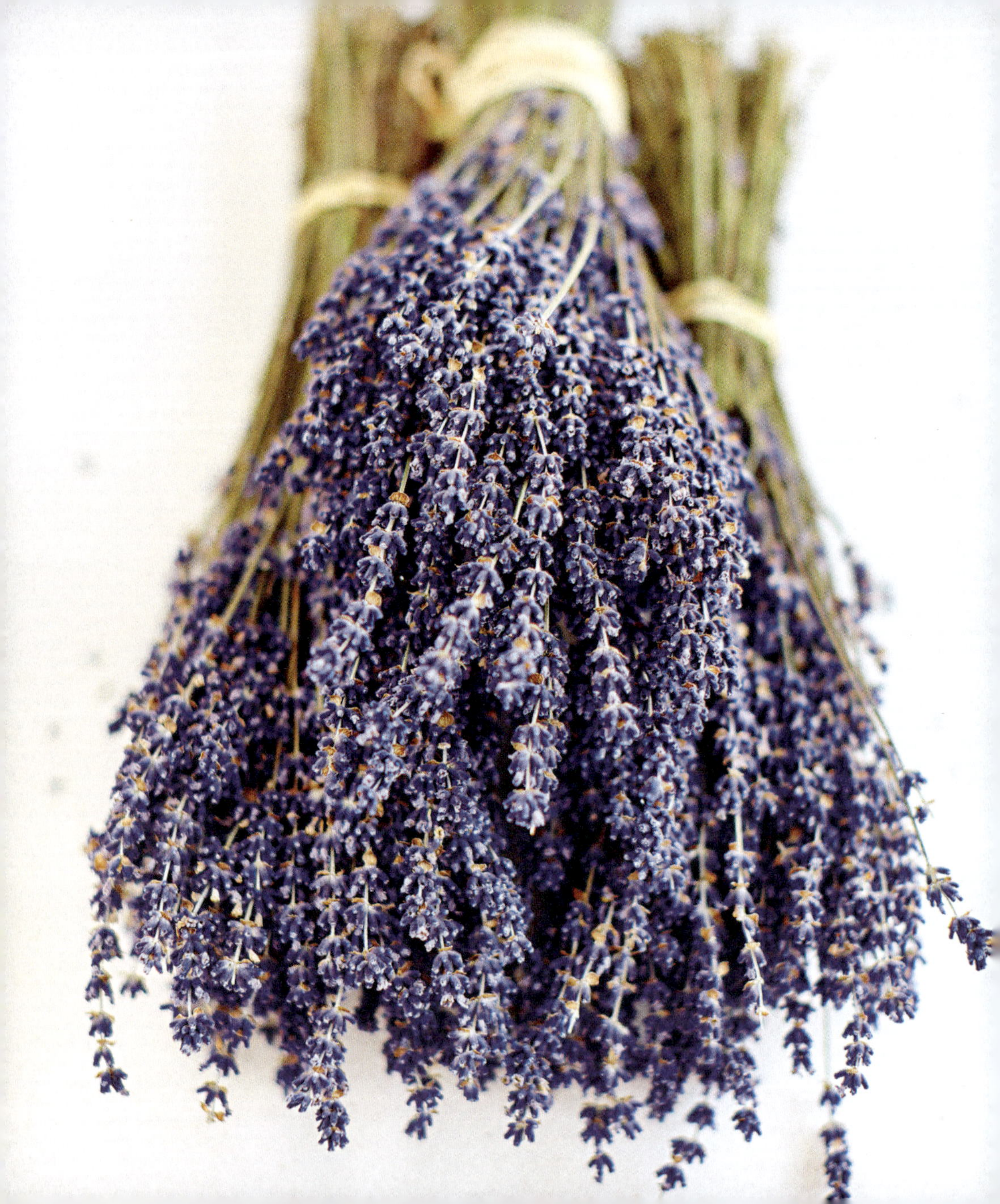

FÜR HÄNDE & FÜSSE

ZITRUS-FUSSBAD

(für 1 Anwendung)

Hart arbeitende Füße in dieses Fußbad zu tauchen, bewirkt mehr, als sie nur zu reinigen. Kokosöl weicht abgestorbene Hautzellen auf, damit sie abblättern, Epsom-Salz beruhigt schmerzende Fußsohlen und das Zitronenöl ist antibakteriell und antimykotisch.

> 1 TL Kokosöl
> 125 g Epsom-Salz
> 4 Tropfen ätherisches Zitronenöl
> 2–3 Zitronenscheiben

Eine große Schüssel mit lauwarmem Wasser füllen. Das Kokosöl einrühren und, wenn es geschmolzen ist, Epsom-Salz, ätherisches Zitronenöl und -scheiben hinzufügen. Die Mischung 5–10 Minuten lang auf Ihren Füßen einwirken lassen und diese dann mit einem Handtuch abtrocknen.

GÖNNEN SIE IHREN FÜSSEN ETWAS!

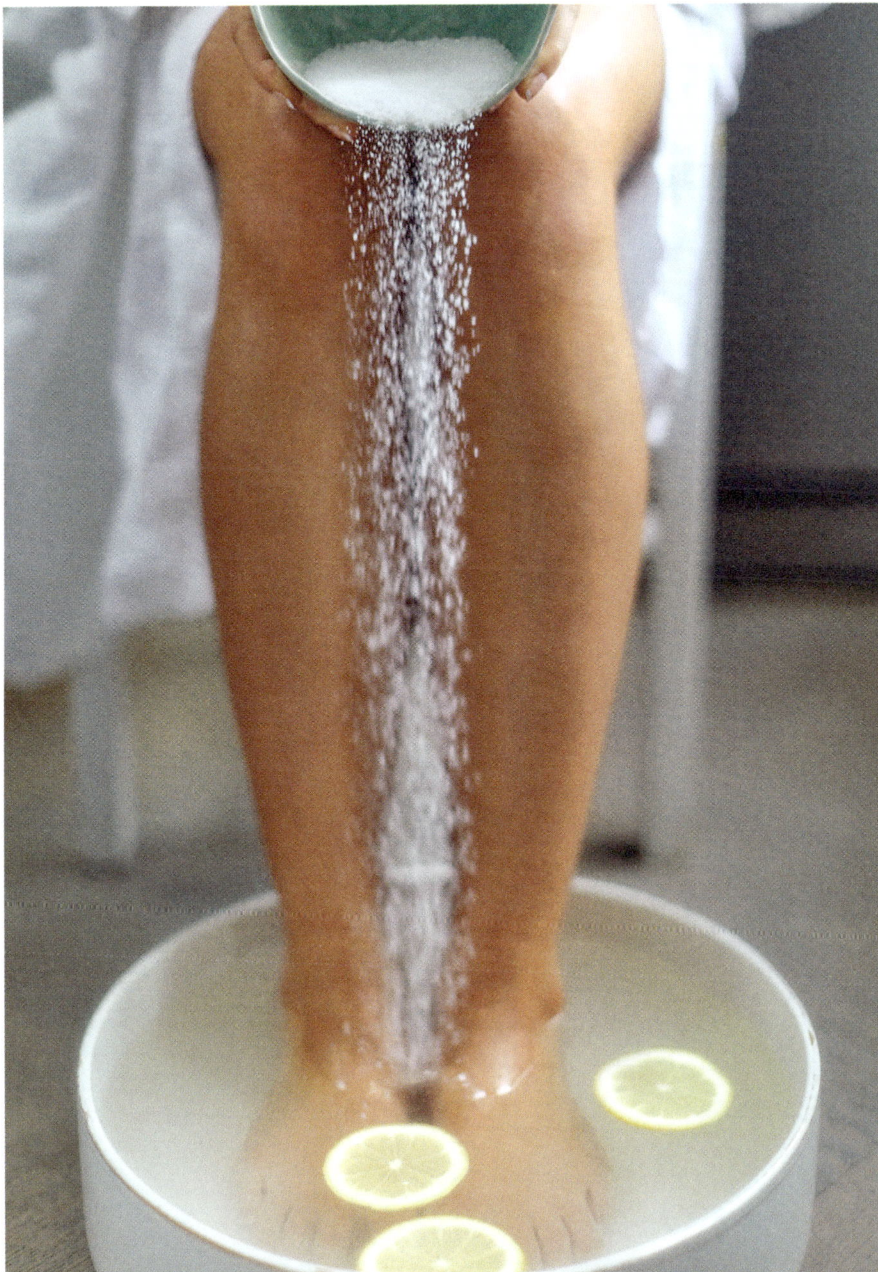

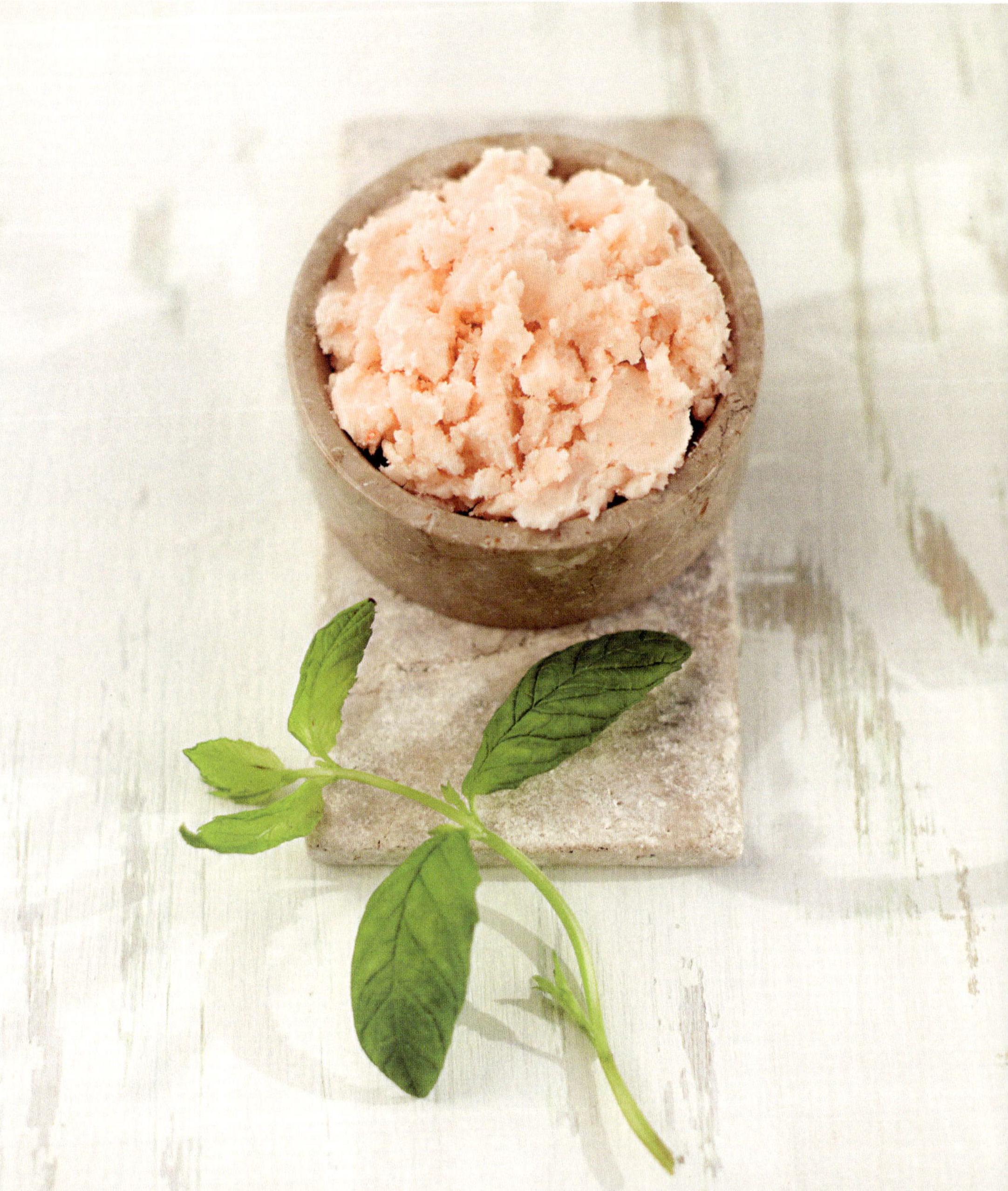

PFEFFERMINZ-FUSSPEELING

(für 375 g)

Fühlen sich Ihre Fußkanten ein wenig rau an? Entfernen Sie mit diesem Rezept sämtliche Hornhaut und abgestorbene Hautzellen. Ihre Füße haben sich noch nie so weich angefühlt – versprochen!

> 250 g Kokosöl, geschmolzen
> 125 g Himalaya-Salz
> 10 Tropfen ätherisches Pfefferminzöl

Das geschmolzene Kokosöl in eine kleine Rührschüssel geben. Himalaya-Salz und Pfefferminzöl hinzufügen und gut vermischen. Abkühlen lassen und in Glasflaschen oder -gefäße abfüllen, dabei öfter umrühren, um zu vermeiden, dass sich die vermischten Stoffe wieder trennen. Jeden Fuß 1 Minute lang mit einer Handvoll davon massieren, bei der Ferse beginnen und bis zu den Zehen, Knöcheln und Waden mit winzigen, kreisförmigen Bewegungen vorarbeiten. Mit warmem Wasser abspülen.

BERUHIGENDE FUSSBEHANDLUNG

(für 1 Anwendung)

Nach einem Fußpeeling ist das Beste, was Sie tun können, Ihre Fußsohlen mit einer Feuchtigkeitscreme (speziell für Ihre Füße) einzucremen. Ich habe Kokosöl und Sheabutter hinzugefügt, die hydrieren, Zitrone, um Pilzinfektionen zu bekämpfen, und Lavendel, um Entzündungen zu lindern und Ihren Füßen einen angenehmen Duft zu verleihen.

> 1 EL Kokosöl
> 1 EL Sheabutter
> 5 Tropfen ätherisches Zitronenöl
> 5 Tropfen ätherisches Lavendelöl

Das Kokosöl und die Sheabutter gemeinsam schmelzen, bis eine Flüssigkeit entsteht (siehe Seite 30). Vom Herd nehmen und in eine kleine Rührschüssel geben. Ätherisches Zitronen- und Lavendelöl einrühren. Abkühlen lassen und gleich verwenden oder in Glasflaschen oder -gefäße abfüllen. Großzügig auf die Füße auftragen und mit den Fingerknocheln gut in beide Fußrücken einkneten. Über Nacht ein Paar Socken tragen, um die Feuchtigkeit einzuschließen, oder die Füße lose mit Plastikfolie einwickeln. Zwei- bis dreimal wöchentlich wiederholen, bis sich der Hautzustand verbessert und sich die Haut weich anfühlt.

HONIG-APFELESSIG-NAGELHAUTCREME

(genug für 1 Woche)

Es ist wichtig, auf die Nagelhaut Acht zu geben, weil sie neues Nagelwachstum durch Erhöhen der Blutzirkulation im Nagelbett anregt. Sie dient auch als Schutz, indem sie die Öffnung zwischen Nagel und Finger versiegelt. Sie können einfach rohes Kokosöl in Ihre Fingerspitzen einmassieren, aber für eine sehr viel bessere Wirkung können Sie hautpflegenden rohen Honig und einen Schuss Apfelessig (um den pH-Wert der Haut auszugleichen und für gesundes Nagelwachstum) hinzufügen.

> 1 TL Apfelessig
> 1 TL Honig
> 1 TL Kokosöl, geschmolzen

Den Apfelessig und den Honig zum Kokosöl hinzufügen und gut vermischen. Die Nagelhaut damit eincremen – idealerweise vor dem Schlafengehen, wenn die Hände nicht mehr ständig in Berührung mit Wasser kommen, was den Nagel schwächt.

BEHANDELN SIE IHRE NÄGEL UND NAGELHAUT MIT ETWAS KOKOSÖL, WÄHREND SIE IN DER KÜCHE WARTEN, BIS DAS ESSEN FERTIG IST!

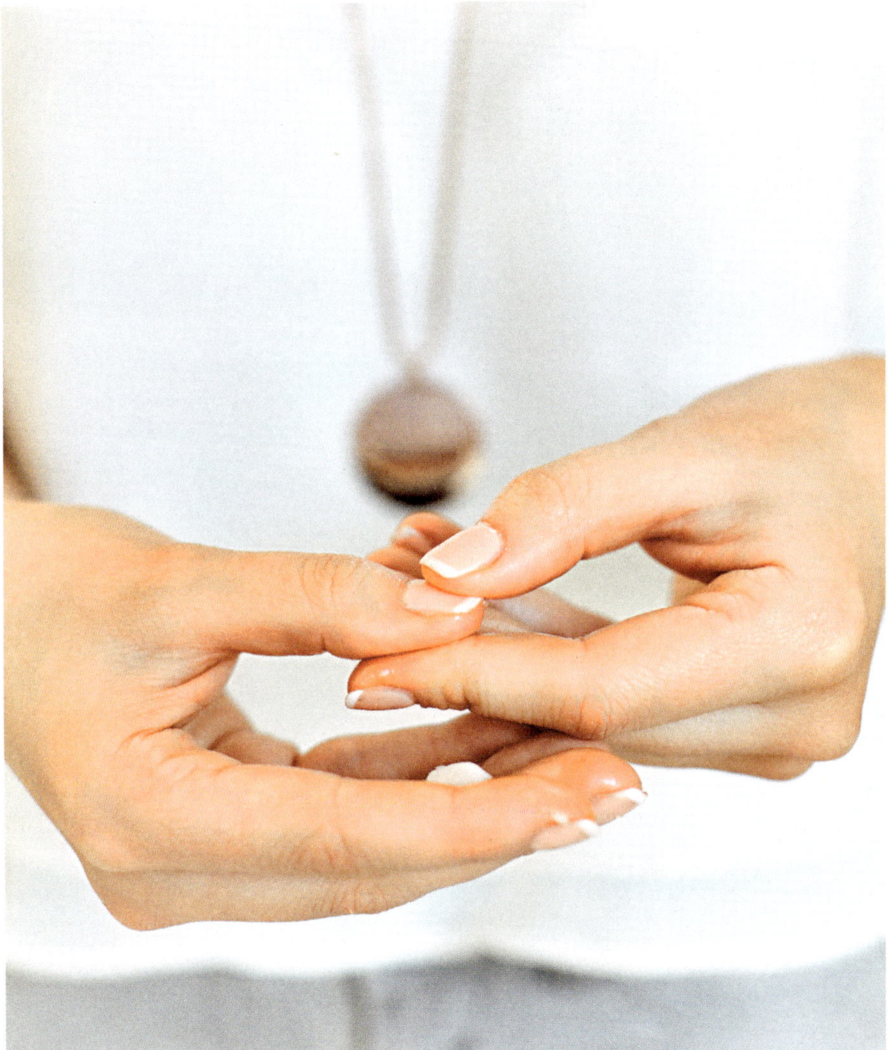

ZAHNGESUNDHEIT

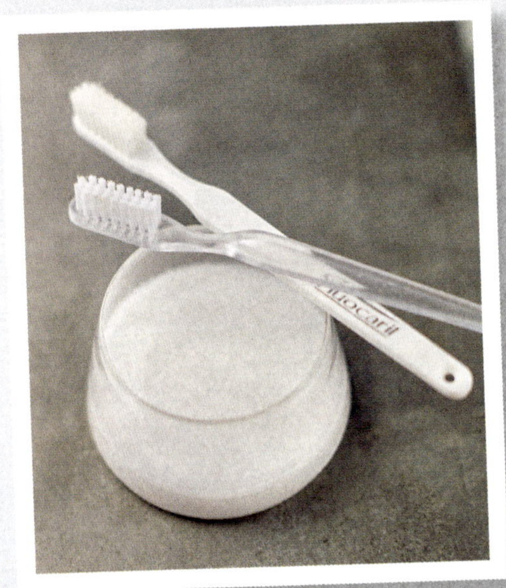

ZAHNCREME

(genug für 1 Monat)

Ein strahlend weißes Lächeln kann Sie gesünder und attraktiver aussehen lassen. Aber Sie müssen nicht sehr tief in die Tasche greifen und eine kostspielige Aufhellungsbehandlung beim Zahnarzt machen, um Verfärbungen durch Koffein oder Rotwein zu entfernen. Mischen Sie einfach Natriumbikarbonat (Natron) und Kokosöl – eine schnelle Lösung. Zusammen neutralisieren sie die Bakterien in Ihrem Mund, die den Zahnschmelz angreifen.

- 5 EL Kokosöl
- 5 EL Natriumbikarbonat (Natron)
- 2 Tropfen ätherisches Öl, zum Beispiel Pfefferminz oder Zitrus (optional, für den Geschmack)

Die Zutaten einfach vermischen, dann in ein Glas abfüllen und bei Raumtemperatur aufbewahren, damit die Mischung fest bleibt. Wie normale Zahnpasta verwenden.

ÖLZIEHEN

Durch gute Mundhygiene (mit Zahnseide, Zähneputzen und regelmäßigen Zahnarztbesuchen) sorgen Sie dafür, dass Plaque und Zahnstein nicht gebildet werden können – diese sind die Hauptursachen für Zahnfleischentzündungen und Karies. Die alte ayurvedische Praxis des Ölziehens spielt auch eine Schlüsselrolle für die Aufrechterhaltung der Mundgesundheit. Die Anwendung ist einfach: Nach dem Aufwachen den Mund 5–20 Minuten lang mit Kokosöl durchspülen. Das reinigt nicht nur den Mund, sondern ist auch gut gegen Blähungen und für die Nebenhöhlen!

> 1 TL Kokosöl

Mit einem Teelöffel das feste Kokosöl entnehmen und im Mund schmelzen. Wie eine Mundspülung im Mund verteilen (auch auf Zähnen und Zahnfleisch). Etwa 5–20 Minuten lang den Mund damit spülen. Das Öl nicht schlucken, denn die Verschmutzungen sollen entfernt werden. In einen Eimer spucken, damit das Öl den Abfluss nicht blockiert, wenn es fest wird.

NEHMEN SIE KOKOSÖL!

MEINE ZÄHNE HABEN SICH NOCH NIE SO SAUBER ANGEFÜHLT, WIE SEIT ICH MIT ÖLZIEHEN BEGONNEN HABE!

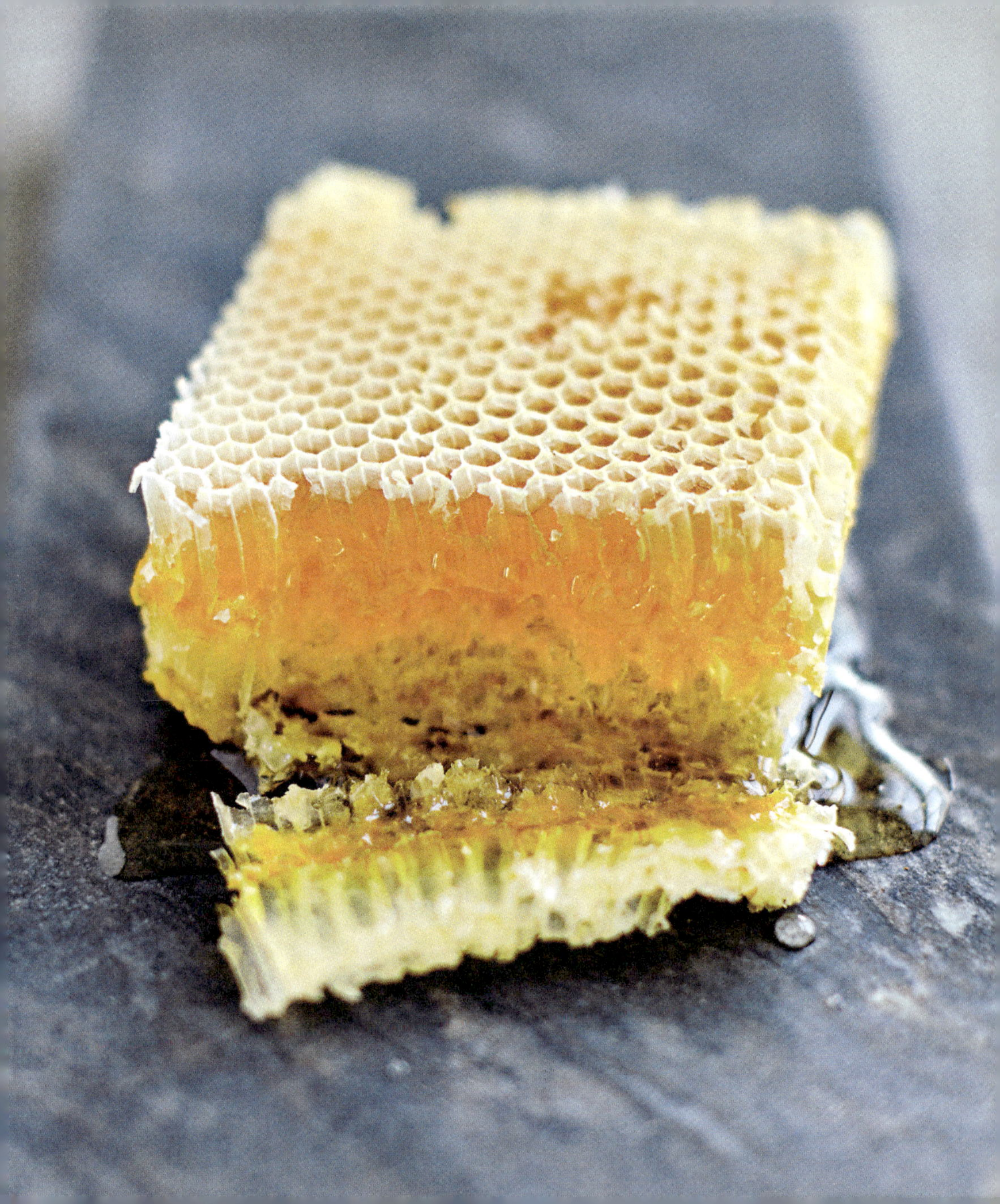

FÜRS HAAR

HONIG-KOKOS-HAARKUR

(für 1 Anwendung auf mittellangem Haar)

Es gibt einen Grund, warum viele klassische Spülungen Kokosöl enthalten: Es hat die Fähigkeit, in das Haar einzudringen (und Proteinverlust entgegenzuwirken) – und es funktioniert besser als andere Öle. Zudem enthält es sehr viele Fettsäuren, die mit den natürlichen Proteinen im Haar zusammenarbeiten, um es vor Haarbruch zu schützen und stärkeres Wachstum zu ermöglichen.

- 1 EL Kokosöl
- 1 EL Honig
- 1 EL Apfelessig (optional, für mehr Glanz)

In einer Schüssel das Kokosöl mit dem Honig und dem Apfelessig (nach Belieben) vermischen, bis eine Paste entsteht. Nach dem Shampoo auftragen und die Paste gut von oben bis unten im Haar verteilen. 2–3 Minuten einwirken lassen, dann ausspülen.

ZUM AUSPROBIEREN! >>>
Lassen Sie die Haarkur so lange wie möglich einwirken, um beste Resultate zu erzielen.

INTENSIVE KOKOS-HAARKUR

(für 1 Anwendung auf mittellangem Haar)

Verwenden Sie diese kräftigende Mischung zweimal pro Woche, um durch Glätteisen oder Bleichen geschädigtes Haar zu reparieren.

- 1 EL Kokosöl
- 1 EL Kokosbutter
- 5–10 Tropfen ätherisches Öl, entweder Kamille (um blondes Haar aufzuhellen) oder Rosmarin (um die Farbe dunkler Strähnen zu verstärken)

Kokosöl und Kokosbutter gemeinsam schmelzen, bis sie flüssig werden (siehe Seite 30). Vom Herd nehmen und in eine kleine Rührschüssel gießen. Das bevorzugte ätherische Öl hinzufügen. Ein wenig abkühlen lassen und eine großzügige Menge der lauwarmen Mischung im handtuchtrockenen Haar verteilen, vor allem in den Längen, wo die Strähnen am trockensten sind. Eine Duschhaube aufsetzen oder das Haar in ein warmes Handtuch einwickeln, damit die Nährstoffe durch die Wärme tiefer in den Haarschaft eindringen können. Die Kur für 30 Minuten einwirken lassen und dann ausspülen – oder ein Handtuch auf das Kopfkissen legen und die Kur über Nacht im Haar lassen.

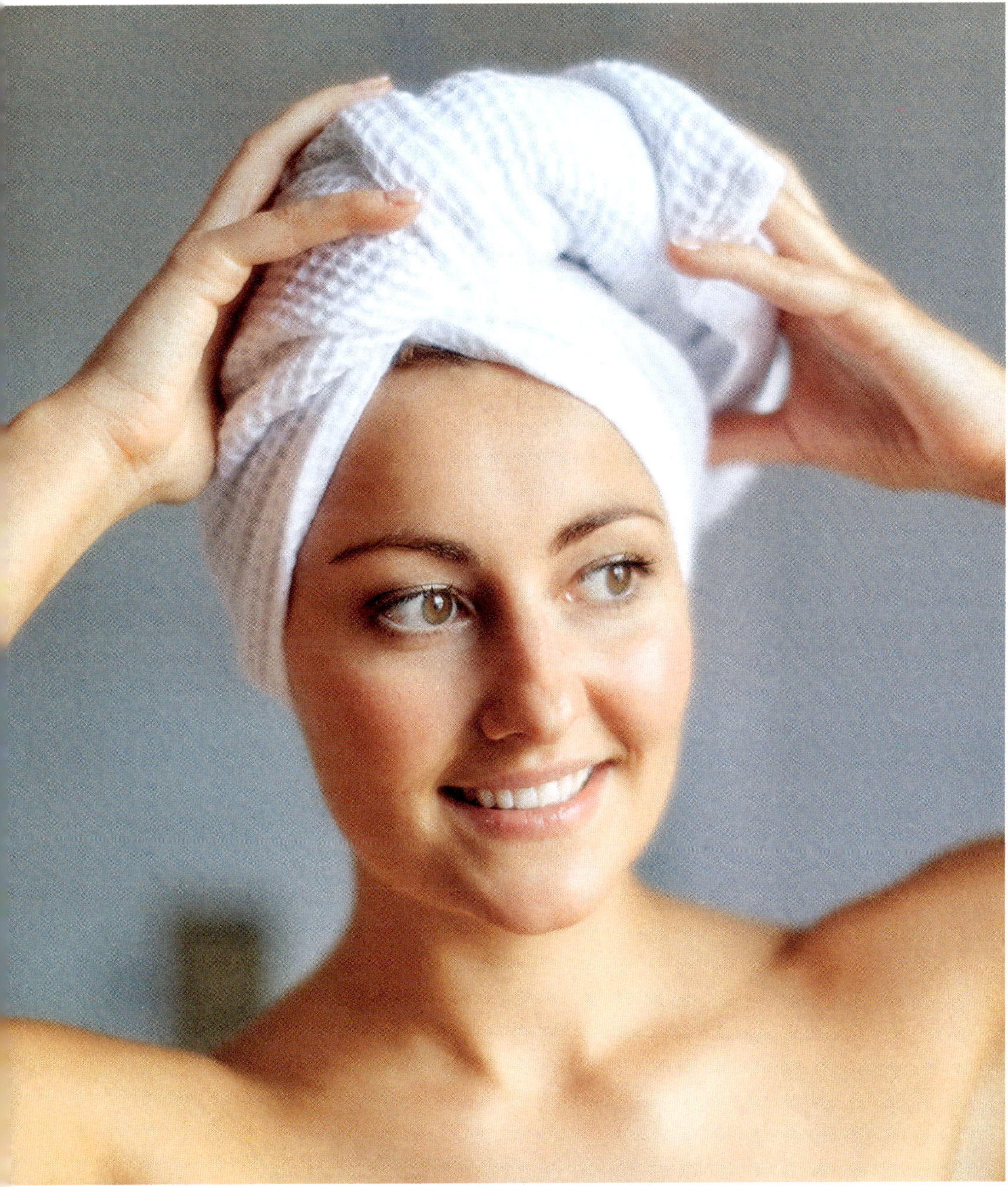

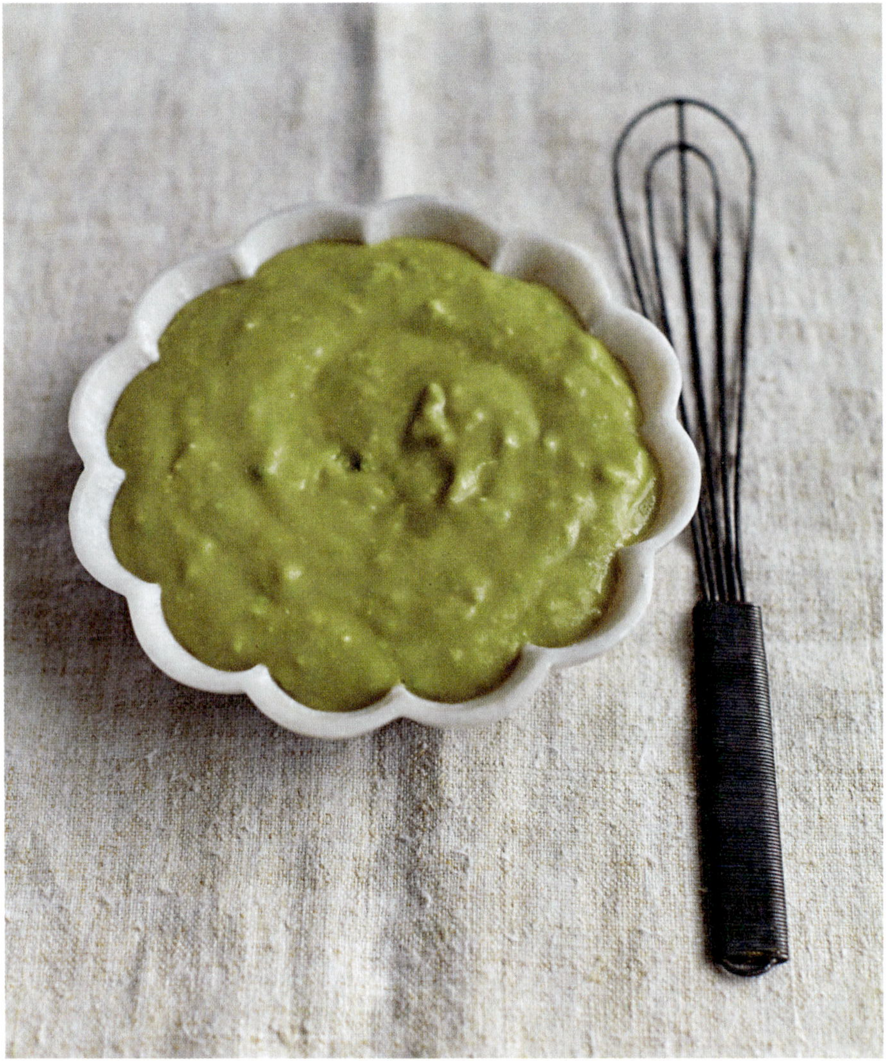

INTENSIVE HAARKUR FÜR GEFÄRBTES HAAR

(für 1 Anwendung auf mittellangem Haar)

Für trockenes, brüchiges oder hitze- und farbgeschädigtes Haar.

> 2 Eier
> 1 EL Kokosöl
> 1 Avocado, grob geschnitten
> 1 TL Bentonitpulver

Alle Zutaten miteinander verrühren, die Mischung abschnittsweise im Haar verteilen. Mit den Fingern ins Haar einarbeiten, besonders in die Enden. Das Haar über Nacht in ein feuchtes, warmes Handtuch einwickeln und am nächsten Tag wie üblich waschen.

ZUM AUSPROBIEREN! >>>

Massieren Sie die Kur mit den Fingerspitzen ins Haar und in die Spitzen ein. Das regt die Durchblutung der Kopfhaut an: Mehr Sauerstoff und Nährstoffe gelangen zu den Haarfollikeln, was das Wachstum anregt.

SELBSTGEMACHTES MEERSALZ-SPRAY

(für etwa 50 ml)

Salz-Sprays sorgen bei kraftlosen, feinen Strähnen für Volumen und einen Look wie am Strand. Kokosöl verhindert, dass das Salz das Haar austrocknet, und Sie können es besser stylen.

> 50 ml heißes Wasser (hartes Wasser zuvor filtern)
> ½ TL Epsom-Salz
> ¼ TL Kokosöl

Heißes Wasser in eine Sprühflasche mit 100 ml Füllvermögen gießen, Epsom-Salz und Kokosöl hinzufügen. Die Mischung gut schütteln und großzügig im handtuchtrockenen Haar verteilen. Gut in den Spitzen verkneten, bis das Haar luftgetrocknet ist.

ZUM AUSPROBIEREN! >>>
Wenn das Wasser im selbstgemachten Salz-Spray das Kokosöl abkühlt, wird es fest. Stellen Sie die Flasche für ein paar Minuten auf den Heizkörper, damit es wieder schmilzt.

BLITZSCHNELLES SCHUPPEN-WUNDER

(für 1 Anwendung)

Kokosöl und Teebaumöl haben antimikrobielle und antimykotische Eigenschaften, die gegen Schuppen wirken. Und weil Schuppen und trockene Kopfhaut Hand in Hand gehen, wird Kokosöl dafür genutzt, die natürlichen Öle der Kopfhaut zu ersetzen und das Feuchtigkeitsgleichgewicht aufrechtzuerhalten.

> 1 TL Kokosöl, geschmolzen
> 3–5 Tropfen Teebaumöl

Das geschmolzene Kokosöl in eine kleine Rührschüssel geben, das Teebaumöl einrühren und vor dem Verwenden etwas abkühlen lassen. In die Spitzen einmassieren und 30 Minuten (oder besser über Nacht) einwirken lassen und dann ausspülen. Das Ganze muss vermutlich ein paar Mal wiederholt werden.

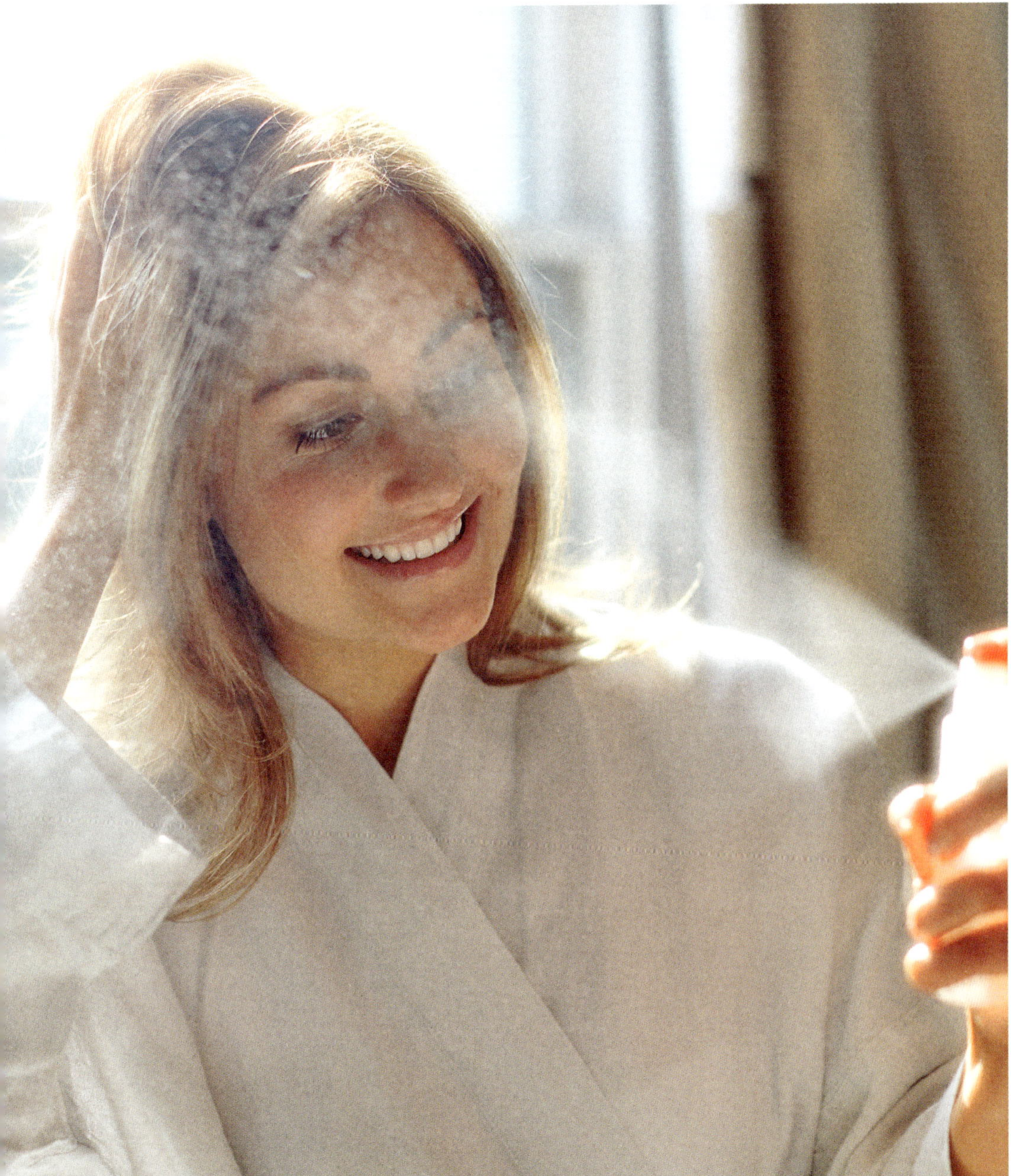

ERSTE-HILFE-AUSRÜSTUNG

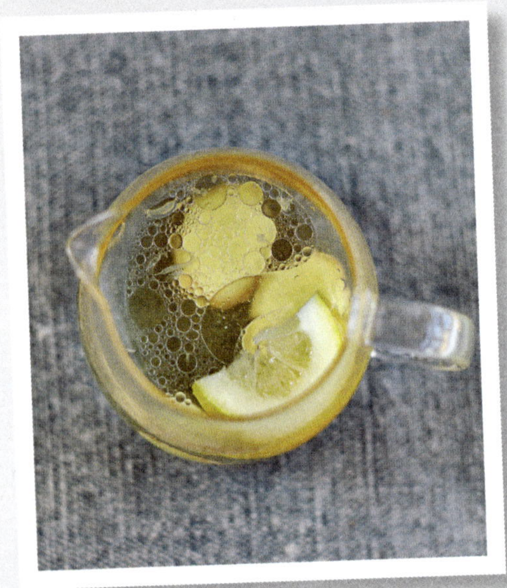

HEILMITTEL GEGEN HALSSCHMERZEN

(für 1 Anwendung)

Dieses Getränk ist meine Geheimwaffe gegen Erkältungen und trockenen Husten.

> 1 Teebeutel Ingwer-Zitronen-Tee
> 1 TL Kokosöl
> 1 TL Honig

Den Teebeutel in eine Tasse geben und mit kochendem Wasser übergießen. Kokosöl und Honig einrühren. Schlückchenweise trinken und genießen.

ICH VERWENDE NATÜRLICHE HEILMITTEL, WANN IMMER ES MÖGLICH IST!

KOKOSNUSS-HEILMITTEL (FÜR SCHNITTWUNDEN UND NEUE TATTOOS)

(für 1 Anwendung)

Feuchtigkeitsspendendes Kokosöl kann als Creme gegen Schnittwunden, Kratzer und neue Tattoos verwendet werden, um vor Infektionen zu schützen und die Haut schneller heilen zu lassen.

1 TL geschmolzenes Kokosöl (eventuell auch mehr) dreimal täglich auf die Wunde auftragen. Wiederholen, bis sich Schorf bildet.

PICKEL-BEKÄMPFER

(für 10 Anwendungen)

Es scheint seltsam, Öl auf öliger Haut zu verwenden, aber die antimikrobiellen Eigenschaften der Kokosnuss machen es zu einem idealen natürlichen Mittel.

> 1 TL Kokosöl, geschmolzen
> 2 Tropfen ätherisches Teebaumöl

Kokosöl in eine kleine Rührschüssel geben und Teebaumöl hinzufügen. Abkühlen lassen und auf die Haut auftragen oder in ein Glasgefäß abfüllen – die kalte Temperatur lindert Entzündungen. Mit einem Wattestäbchen direkt auf den Pickel auftragen.

SELBSTGEMACHTES INSEKTEN-SPRAY

(für etwa 50 ml)

Mit dieser Mischung kann das Jucken eines Insektenstichs gelindert werden. Teebaumöl ist antiseptisch und die magnesiumreichen Bittersalze regen die Heilmechanismen des Körpers an.

> 50 ml heißes Wasser (hartes Wasser zuvor filtern)
> 2 EL Epsom-Salz
> 5 Tropfen Teebaumöl

Heißes Wasser in eine Sprühflasche mit 100 ml Füllvermögen gießen, Epsom-Salz und Teebaumöl hinzufügen und gut schütteln. Direkt auf die Stiche verteilen oder auf einen Wattebausch sprühen und auftragen.

REGISTER

DANKSAGUNG

Mein erstes Dankeschön gilt **meiner Mutter, Natalie, und meinem Vater, Phil,** für ihre Unterstützung in allem, was ich beschließe, zu tun. Es ist das beste Gefühl, gemeinsam mit meiner Familie zu arbeiten. Ich liebe euch beide. **David Loftus** – es war eine tolle Erfahrung, mit dir an diesem Buch zu arbeiten. Wer hätte ahnen können, dass Joghurt so gut aussehen kann? Ich danke dir so sehr für alles; ich liebe es! **Maria Camparetto** – Danke für mein makelloses Make-up, es sah atemberaubend aus. Selbst am Ende des Tages wollte ich es nicht entfernen (mit meinem Kokosöl natürlich). **Poppy Mahon** – es war großartig, wieder mit dir zu arbeiten, du bist nun schon ein Profi darin, Badebomben herzustellen, du bist so talentiert und mit dir gibt es jede Menge zu lachen. Danke. **Helen Lewis** – Es war wirklich toll, mit dir an diesem Buch zu arbeiten, und ich danke dir für die Organisation und die glutenfreien Mittagessen – ich hatte so viel Spaß! **Katherine Keeble** – ein weiteres, wunderschön entworfenes Buch; ich danke dir für deine Kreativität bei diesem Projekt. **Lisa Pendreigh** – Danke, dass du beide Bücher ermöglicht hast; Essen und Schönheit – zwei meiner liebsten Dinge. Danke, dass du deine großartigen Ideen mit uns geteilt hast! **Amy Christian** – Danke für deine ganze harte Arbeit, um sicherzustellen, dass das Buch perfekt wird; ich schätze das wirklich sehr. **Fiona Embleton** – Ich danke dir sehr für deine Hilfe und Recherche für dieses Buch. Es war toll, mit dir zu arbeiten und mit dir über Beauty-Themen zu sprechen. **Petrina Grint** – Ich danke dir sehr, dass du IMMER da warst. Wann immer ich Hilfe benötigte, warst du dir erste, die ich anrufen konnte. Es war großartig, mit dir beim Shooting zu sein. **Hannah Grint** – Danke für viel gemeinsames Lachen und deine Hilfe bei der Erstellung beider Bücher.

Und nicht zuletzt: ein großes Dankeschön an alle meine Follower, die mich jeden Tag erneut inspirieren.

Lucy Bee

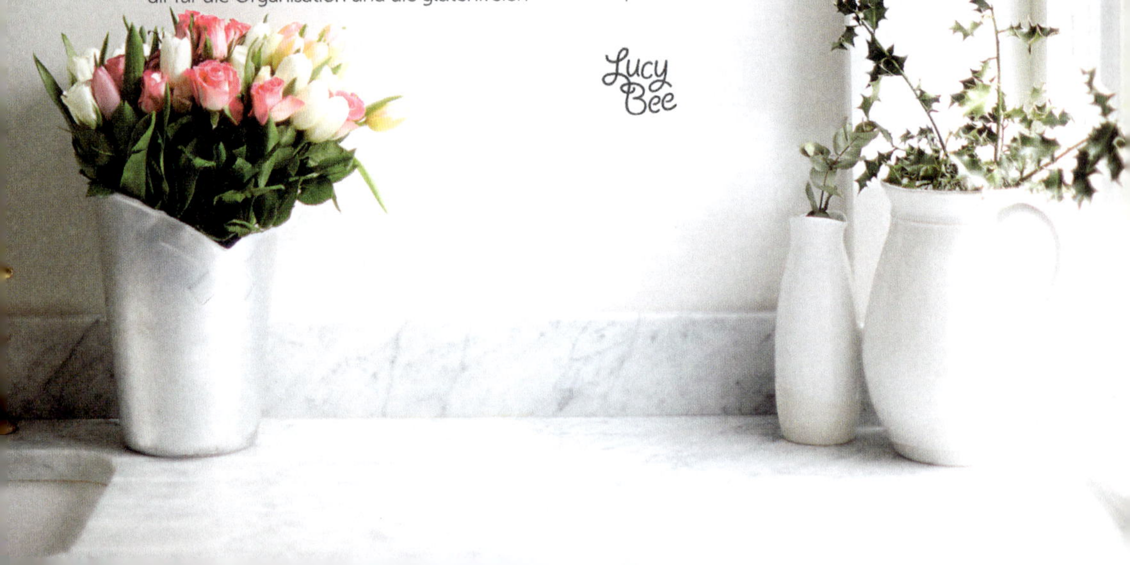